Td ⁵⁷/376.

HISTOIRE MÉDICALE

DU

CHOLÉRA-MORBUS

DANS

LE QUARTIER DE L'HOTEL-DE-VILLE,

SUIVIE

D'UN APERÇU DE CETTE MÊME MALADIE ORSERVÉE AU BENGALE ET
COMPARÉE A L'ÉPIDÉMIE DE PARIS;

PAR J.-J. DEVILLE,

Docteur en médecine, médecin du bureau de bienfaisance du neuvième arrondissement,
chirurgien aide-major de la neuvième légion de la garde nationale, membre de la société de
médecine du département de la Seine, médecin du sixième dispensaire, secrétaire-rapporteur
de la commission sanitaire du quartier de l'Hôtel-de-Ville, etc.

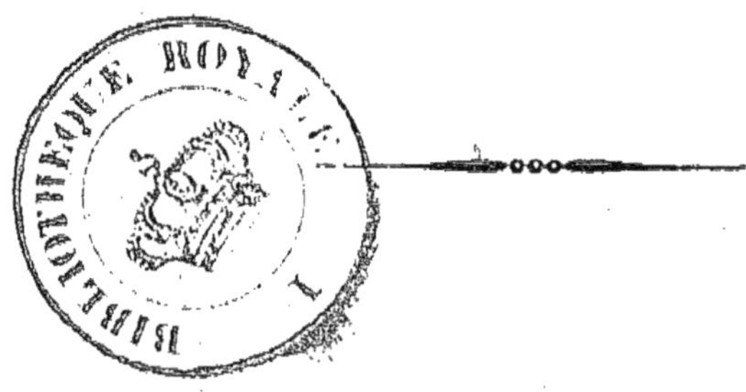

A PARIS,

CHEZ J.-B. BAILLIÈRE, LIBRAIRE,

RUE DE L'ÉCOLE-DE-MÉDECINE, N° 13 *bis*.

1835.

IMPRIMERIE DE BÉTHUNE,

RUE PALATINE, N° 5.

HISTOIRE MÉDICALE

DU

CHOLÉRA-MORBUS

DANS

LE QUARTIER DE L'HOTEL-DE-VILLE

Le premier, en France, j'ai appelé l'attention des médecins sur le choléra-morbus épidémique, en publiant le 24 mai 1819 un travail intitulé : *Mémoire et Observations sur l'épidémie de choléra-morbus qui a régné au Bengale pendant l'été de 1818.*

Depuis ce moment jusqu'à ce jour je me suis particulièrement livré à l'étude de cette maladie, soit en lisant les ouvrages qui ont paru en France ou à l'étranger sur cette matière, soit en correspondant avec des médecins que j'avais eu occasion de connaître pendant mon séjour à Calcutta ; aussi n'est-ce point de ma part une prétention exagérée de croire que peu de personnes dans le monde médical avaient, à l'apparition de l'épidémie en 1832, autant de documents que moi sur ce terrible fléau (1). Et pourtant, alors que le choléra était généralement exploité, alors que chacun en faisait métier et

(1) M. Moreau de Jonnès, qui, un des premiers, à Paris, s'est occupé du choléra, n'a commencé à recueillir des matériaux sur

I.

marchandise, j'ai gardé le silence. Il m'importe de faire
connaître les motifs qui m'ont dicté cette conduite, main-

cette maladie que long-temps après moi ; c'est ce qui résulte de
la lettre ci-après qu'il m'écrivit le 6 mai 1821.

Monsieur,

Au plaisir de lire le mémoire que vous avez bien voulu m'a-
dresser s'est joint le regret de ne pas l'avoir connu plus tôt; je savais très-bien que vous l'aviez lu à l'académie et qu'il avait ex-
cité son intérêt, mais j'ignorais qu'il fût imprimé.

Ces circonstances m'ont empêché de vous citer, Monsieur, dans
la note que j'ai communiquée à l'académie sur le sujet de vos
observations, et j'aurais été d'autant plus aise de le faire que
j'attache une grande importance au service que vous avez rendu
de signaler, le premier en France, une maladie menaçante et
désastreuse ; nous étions dans l'ignorance de ses ravages au Bengale quand vous l'avez fait connaître par un mémoire qui de-
viendra précieux pour l'histoire de ce fléau.

N'ayant pas l'honneur d'être médecin, et n'ayant rien vu dans
mes voyages qui ressemble au choléra-morbus de l'Inde, c'est
seulement une note historique que j'ai présentée à la classe ; je
l'ai dressée d'après des documents officiels ou authentiques, in-
connus en Europe, et qui ne sont en contradiction avec aucun
des faits que vous avez avancés ; il résulte seulement de leur ensemble des aperçus sur les causes de la maladie dont vous ne
vous êtes pas spécialement occupé, une série de preuves qui
établissent son *caractère contagieux*. La limite que vous vous
étiez tracée dans votre mémoire ne vous ayant pas permis d'y
traiter cette question difficile et étendue, il vous serait possible,
ce me semble, de l'examiner dans un nouveau travail, et sans
doute vos journaux d'observations et votre mémoire vous four-
niraient sur ce sujet de bons matériaux; je serais satisfait, Monsieur, de vous mettre sur une voie utile à votre réputation, à la
science et à l'humanité, en vous offrant la matière de doutes et
de questions à résoudre, et dont vous trouverez l'indication dans
ma note; j'en ai fait tirer quelques exemplaires que je recevrai
dans la semaine prochaine, et le premier que je tiendrai en ré-
serve vous sera destiné.

Recevez, etc.   Moreau de Jonnès.

tenant que les esprits sont plus calmes et par conséquent
mieux disposés à apprécier à leur juste valeur et les
hommes et les choses.

Le choléra-morbus n'est pas une maladie nouvelle,
mais ce n'est pas non plus une maladie qui se présente
toujours avec les mêmes phénomènes ; on pourra s'en
convaincre facilement si on veut se donner la peine de
comparer les différents récits qui en ont été faits depuis
Hippocrate jusqu'à nos jours. On a dit , en apparence
avec raison, que ce n'était que depuis que le choléra
avait régné à Paris qu'on en possédait de bonnes descriptions ; je ne veux que cette assertion pour preuve de ce
que je viens d'avancer , c'est-à-dire, que les symptômes
de cette affection varient et offrent des caractères souvent fort opposés.

Ce que Hippocrate , Paul d'Égine , Aëtius , Arétée de
Cappadoce, Celse, Cœlius, Aurélianus, et à des époques
plus rapprochées de nous, Zacutus Lusitanus , Bontius ,
Sydenham, Frédéric Hoffman et Sauvages (1), nous ont
laissé sur les épidémies de choléra était loin d'être généralement connu des médecins, de telle sorte qu'en 1818,
lorsque les journaux anglais parlèrent pour la première
fois des grands ravages que cette maladie faisait dans
l'Inde, cette nouvelle ne fit d'abord que peu de sensation,
et ce ne fut que plus tard , alors que quelques descriptions particulières, fruits d'observations immédiates, pa-

____

(1) Personne, que je sache, n'a encore soulevé une question,
qui me paraît cependant de la plus haute importance , c'est de
savoir si le choléra épidémique des auteurs est la même maladie
que celle qui ravage l'Asie et l'Europe depuis seize ans ; il est
incontestable que de tout temps il a existé une affection caractérisée par des vomissements et des déjections alvines, que par des
circonstances particulières cette affection a pu et a dû régner
épidémiquement, mais ce n'est pas une raison pour que le cho
léra-morbus tel que nous l'avons observé fût connu des anciens ; j'avoue que pour moi il y a doute.

rurent en France, que le monde savant y apporta une
certaine attention ; mais jugeant de l'inconnu par le
connu, on compara le choléra épidémique au choléra
sporadique, avec cette différence seulement que le premier se déclarait en même-temps sur un grand nombre
d'individus ; cette manière de raisonner se conçoit d'autant plus facilement qu'on ne connaissait réellement cette
maladie que sous sa forme sporadique, les écrits des
médecins grecs et romains n'étant pas assez explicites à
cet égard, et ne relatant aucune grande épidémie de
choléra, et les auteurs modernes n'en parlant que peu
ou point. Sydenham seul avait décrit avec précision les
épidémies qui régnèrent à Londres en 1669 et 1676.

Il est inutile de faire remarquer que le traitement de
cette maladie n'était rien moins que connu.

Tel était l'état de la science sur le choléra-morbus
en 1817.

Ce fut au mois de décembre de cette année que je
partis pour les Indes-Orientales à titre de chirurgien de
marine sur un navire français qui arriva à Calcutta le
18 mai 1818. Le choléra-morbus y régnait depuis environ
six semaines et causait les plus vives alarmes, ayant déjà
fait une première apparition au printemps et pendant
l'été de 1817.

En arrivant dans la capitale du Bengale, je savais
qu'une maladie que l'on regardait généralement comme
épidémique y faisait tous les jours de nombreuses victimes ; notre vaisseau avait touché au cap de Bonne-
Espérance (table-bay) et j'avais reçu de M. Brougman,
fils du gouverneur de Batavia, des détails du plus grand
intérêt sur la maladie que j'allais me trouver à même
d'observer ; toutefois je dois me hâter de dire que, trop
jeune encore à cette époque pour avoir des connais-
sances étendues et une grande expérience pratique en
médecine, je n'avais vu qu'un petit nombre de cas de

choléra sporadique dans les hôpitaux ; mais j'avais lu Sydenham et je n'étais pas sans quelques notions des doctrines de l'école de Paris, et en particulier des succès obtenus par M. le docteur Loiseleur-Deslongchamps , à l'aide des narcotiques : néanmoins on se tromperait étrangement si on pouvait me supposer une idée préconçue et un plan de traitement arrêté d'avance à mon arrivée à Calcutta ; les renseignemens qui suivent prouveront le contraire.

La capitale du Bengale est une immense cité. Les Européens qui y résident ne s'occupent que de commerce ou d'affaires administratives ; ils habitent un quartier à part et ne portent qu'un bien faible intérêt aux naturels du pays. Les détails que je donne ici sont nécessaires pour exposer brièvement quel était l'aspect de cette ville au mois de mai 1818, et rentrent du reste dans le plan de ce travail.

Le pilote que nous avions pris sur les brasses du Gange nous avait bien dit que le choléra faisait tous les jours des ravages affreux, que les hommes mouraient par centaines et souvent en quelques heures de temps ; le docteur Saubolle, médecin français, demeurant à Calcutta, me fit aussi, lorsque j'allai le visiter, un tableau épouvantable de cette maladie, et cependant les rues étaient encombrées de monde allant et venant et ne paraissant avoir aucune inquiétude ; les marchés et les bazars étaient ouverts ; en un mot, rien n'annonçait une épidémie meurtrière dévorant toute une population ; je pensais naturellement qu'il y avait beaucoup d'exagération dans les rapports qui m'avaient été faits , et je le crus d'autant plus facilement qu'à l'hôpital général, qui est situé hors la ville, à une lieue environ, je ne trouvai pas un seul malade attaqué du choléra. Je ne tardai pourtant pas à m'apercevoir que la mortalité était considérable à Calcutta, et que la partie de la ville habitée seulement par les Bengalys était en proie aux effets d'une maladie désastreuse ; notre navire, mouillé au milieu du fleuve, était continuellement entouré de cadavres qui venaient s'arrêter sur les câbles nous servant d'amarres, et sur les bords de l'Ongly (branche sacrée du Gange) ; depuis le matin jusqu'au soir des bûchers étaient allumés pour consumer les corps des nombreuses victimes qui succombaient. Ce fut alors que, pensant combien je pouvais être utile à des malheureux qui ne recevaient d'autres soins, d'autres secours que ceux que la superstition ou la jonglerie leur offraient, je me transportai tous les jours dans les habitations voisines du fleuve et ne tardai pas à me mettre en contact avec les Indoustanis de la classe pauvre, car c'était principalement sur le peuple et les ouvriers que le choléra se manifestait le plus fréquemment. Le traitement que je mis en pratique me fut suggéré par une sorte d'analogie que je crus apercevoir entre le choléra sporadique et celui des pays chauds, et ce traitement me parut d'autant plus convenable pour arrêter une maladie qui se déclarait avec une promptitude extraordinaire, et faisait périr en quelques heures les hommes les mieux portants et les plus robustes, que le succès répondit à mon attente, et bientôt les résultats les plus satisfaisants me convainquirent que l'opium était le remède par excellence contre le choléra ; quelques années après j'avais une autre conviction : c'est que dans les épidémies il n'y a rien d'absolu. Mais n'anticipons pas sur des événements qui doivent trouver leur place dans ce mémoire.

Il serait naturel de croire que les cholériques trouvaient à Calcutta un asile pour se faire traiter ; aucun lieu semblable n'existait pourtant, et ce ne fut guère qu'au mois d'août que quelques-uns furent admis à l'hôpital général ; sans doute, la plupart des naturels du pays répugnaient à recevoir des secours des Européens et pré-

féraient se livrer aux pratiques superstitieuses et aux traitements peu rationnels des médecins du pays; néanmoins
il eût été possible d'organiser des services de santé ; ils
étaient d'une utilité incontestable , et l'humanité aussi
bien que les règles d'une hygiène publique bien enten-
due les réclamaient.

Je viens de dire que le traitement des brames et des
médecins de l'Indoustan était peu rationnel, mais celui
que les Anglais avaient adopté l'était-il davantage ? Le
tamarin , le calomel , et dans quelques cas fort rares la
saignée , voilà tout ce que je leur ai vu employer, soit
dans leur pratique privée , soit à l'hôpital général, dont
le service était pourtant confié à des hommes de mérite,
tels que MM. Russel et Wilson ; ce dernier s'occupait
toutefois plus de son grand dictionnaire sanscrit que de
médecine.

Ainsi donc, je suis resté cinq mois à Calcutta, de mai
à septembre , et pendant ce temps j'ai eu occasion de
soigner un grand nombre de cholériques; les opiacés
m'ont souvent réussi. J'ai été témoin de l'état de barbarie
dans lequel la médecine se trouvait à cette époque dans
l'Indoustan, et de la manière dont les Anglais traitaient
le choléra ; ce sont-là des vérités mathématiques contre
lesquelles toutes les assertions opposées viendraient se
briser.

A mon retour en France, les journaux n'avaient pas
encore parlé des ravages qu'une maladie épidémique
faisait depuis deux ans dans l'Inde ; je communiquai à
quelques personnes les faits que j'avais recueillis, et, de
toutes parts, on me pressa de les publier; le travail que
je fis paraître à cette époque ne fut nullement un traité
ex-professo sur le choléra-morbus; je me bornai à ra-
conter, je pourrais dire naïvement, ce que je venais d'observer; je disais même : « Avec plus d'âge, et par conséquent d'instruction , j'eusse pu développer davan-

tage ce sujet intéressant ; je laisse à d'autres à considérer
sous différents rapports la terrible maladie dont je viens
de tracer les exemples qui se sont passés sous mes yeux,
à la comparer à celle qui porte le même nom en Europe,
et à voir quelle part l'influence d'un climat brûlant peut
avoir eue sur la rapidité de ses terminaisons fâcheuses. »

Mon mémoire fut accueilli avec le plus grand intérêt
par l'Académie des sciences, et les journaux de médecine
qui en rendirent compte trouvèrent tous que j'avais rendu
un service important à la science en signalant une maladie
qui n'était connue que par quelques articles insérés dans
les gazettes de l'Angleterre.

Mais il est temps que j'arrive à une série de faits d'autant plus dignes d'attention qu'ils ont eu une grande
influence sur l'opinion que la plupart des médecins s'é-
taient faite du choléra, et qu'ils n'ont pas peu contribué
à maintenir les esprits dans les erreurs les plus gros-
sières et les plus propres à déguiser la vérité sur la ter
rible maladie qui nous occupe. L'espèce de succès que
mon mémoire obtint dans le monde médical, non bien
certainement à cause de son mérite, mais parce qu'il
traitait d'un sujet neuf, m'engagea à tourner toutes mes
vues sur l'épidémie qui désolait l'Asie, à la suivre dans
ses progrès et dans sa marche, à travers les immenses
pays qu'elle parcourait ; à comparer les divers traitements tour à tour préconisés, et surtout à bien étudier
les différentes manières dont les gens de l'art l'envisa-
geaient par rapport à ses symptômes et à son action,
soit individuelle, soit sur les masses ; enfin, pour ne
négliger aucune occasion de me tenir au courant de
l'état de la science sur ce fléau destructeur, je pris connaissance de tous les ouvrages qui parurent en Europe,
ainsi que de tous les articles qui furent publiés dans les
journaux de médecine français et étrangers ; je joignis
aux nombreux documents, fruits de mes recherches, une

correspondance avec quelques médecins qui habitaient le Bengale, notamment avec MM. les docteurs Saubolle et Guitard; ce dernier a fini par être victime de l'affreuse maladie dont il me décrivait avec tant de précision les phases diverses à toutes ses apparitions à Calcutta.

Tels furent mes moyens d'investigation et les sources auxquelles je puisai. Ainsi, je le répète, pendant quatorze ans je me suis presqu'exclusivement livré à l'étude du choléra épidémique ; fort de la spécialité à laquelle je consacrais en quelque sorte tous mes moments de loisir, que l'on juge de l'étonnement et plus tard de l'embarras que je dus éprouver lorsque, durant ce long espace de temps, je vis imprimer et publier toutes les jongleries et tous les mensonges que l'esprit humain peut inventer. Ici, c'étaient des médecins qui écrivaient sur une maladie qu'ils n'avaient jamais vue et qu'ils prétendaient pourtant avoir observée ; là, des compilations faites au coin du feu, à l'aide de matériaux pris à tort et à travers et sans le moindre discernement; tantôt, on donnait un itinéraire du choléra avec quelques articles empruntés aux journaux; tantôt, on cousait ensemble des lambeaux de traductions de plusieurs auteurs anglais que l'on attribuait à un seul ; la matière médicale tout entière était passée en revue, et, tour à tour, chaque médicament dans les mains de celui qui l'administrait était censé avoir des qualités héroïques. Rien de plus facile à connaître que les causes individuelles de l'épidémie ; la question de la contagion, suivant beaucoup de médecins, était résolue de telle sorte qu'on pouvait, jour par jour, tracer et sa marche et ses progrès, voire même ses stations ; enfin, les lésions cadavériques ne laissaient aucun doute sur les causes morbides du choléra : les uns en faisaient une altération du sang ou de la bile, un flux, un catarrhe; d'autres une asphyxie, une névrose ou une phlegmasie de la muqueuse intestinale. Je n'en

finirais pas, si je voulais énumérer toutes les opinions
qui ont été émises sur le choléra; il fallait que nous en
fissions la triste épreuve chez nous, pour savoir à-peu-
près à quoi nous en tenir.

Mais ce sont surtout les premiers écrits publiés sur ce
sujet et la manière dont on les a interprétés qui ont été
cause de l'obscurité qui a régné pendant si long-temps
sur cette matière : que dire à des hommes qui ont vu et
qui affirment ? Certes, je ne veux rien préjuger sur la
nature du choléra et sur les lésions constantes du canal
intestinal, mais c'est chose vraiment curieuse que d'entendre parler de *gastrite* et *d'entérite aiguë* à des médecins
établis dans l'Inde, et cela en 1818 et 19; à coup sûr,
lorsque à Paris les partisans d'un système de médecine
alors dans toute sa vogue étayaient leur doctrine de
semblables preuves, ils ne pensaient guère combien la
réfutation serait facile. Voici du reste l'explication de
cette énigme : La plupart des médecins qui pratiquent
l'art de guérir dans l'Inde sont loin d'être au courant de
la science, excepté quelques médecins anglais, hommes
de mérite, dont le gouvernement fait choix pour ses possessions; le plus grand nombre exerce sans titres, et
souvent sans aucune étude préalable. Je n'ai bien certainement pas l'intention de blesser personne, et j'aime
à reconnaître qu'il existe d'honorables exceptions, mais
toujours est-il que de tous les médecins que j'ai eu l'occasion de connaître pendant un voyage de seize mois,
aucun ne considérait le choléra comme une maladie
inflammatoire, et que les anti-phlogistiques n'étaient
nullement employés. Et pourtant on a dit qu'ils avaient
fait merveille à Pondichéry et sur d'autres parties de la
côte de Coromandel. La source de ces assertions est
curieuse à connaître : lorsqu'en 1817 les Français repri-
rent la route des Indes orientales, plusieurs vaisseaux
exportèrent comme objet de commerce des livres, et

entr'autres le grand dictionnaire des Sciences médicales. Le navire la *Seine,* sur lequel j'étais alors, en avait plusieurs exemplaires, qui furent tous enlevés par des commissionnaires pour les vendre à des médecins ; ce dictionnaire ne comptait encore à cette époque que vingt volumes ; l'article *Gastrite,* par M. Guersent, dans le tome 17, faisait connaître la révolution qui s'opérait à Paris dans le traitement des maladies, et celles-ci y étaient surtout envisagées d'une manière nouvelle qui ne pouvait manquer de frapper les esprits ; bientôt aussi les émétiques et les purgatifs furent considérés comme de véritables poisons et remplacés par l'eau chaude, la saignée et les ventouses ; en un mot, la médecine dite physiologique devint à la mode partout où le dictionnaire des Sciences médicales fut lu et commenté. Telle est l'origine et la cause première de la couleur que présentèrent la plupart des écrits qui furent envoyés en Europe de 1819 à 1824.

Maintenant on concevra aisément les raisons qui m'ont fait garder le silence sur le choléra. alors que je pouvais cependant jeter quelque jour sur cette importante question : d'une part, je savais qu'il y avait ignorance, mauvaise foi, ou abus d'hypothèses dans les écrits d'un certain nombre de personnes qui avaient été à même d'observer cette maladie, et, de l'autre, j'éprouvais un véritable embarras, connaissant les contradictions qui existaient dans les ouvrages que quelques hommes consciencieux et savants avaient publiés. Ce fut pendant que j'étais au milieu de cette confusion et alors que je cherchais à débrouiller le vrai du faux que le choléra parut en Europe et marcha rapidement du nord-est à l'ouest. Le danger était imminent pour la France ; l'autorité crut trouver une ancre de salut dans l'observation parfaite des règles de l'hygiène et dans la formation de commissions sanitaires qui eurent d'abord mission de donner au peuple de salutaires conseils, et ensuite de diriger des secours là où se montrerait l'épidémie. On avait oublié que le choléra avait franchi le désert et les hautes montagnes du Thibet.

Lorsqu'au mois de mars 1832 le choléra envahit brusquement la capitale, le neuvième arrondissement fut un de ceux où il se montra d'abord ; secrétaire-rapporteur de la commission sanitaire du quartier de l'Hôtel-de-Ville, qui dirigea toutes les opérations du poste médical, je puis dire qu'indépendamment du grand nombre de cholériques que j'ai traités moi-même, plus de quinze cents malades ont en quelque sorte passé sous mes yeux ; enfin, à quatorze ans d'intervalle, et à trois mille lieues de distance, j'ai observé le choléra sur deux grands théâtres, à Calcutta et à Paris, sur les bords du Gange et sur les rives de la Seine.

Avant de commencer l'histoire de ce terrible fléau, d'étudier, de comparer et de rapprocher les faits recueillis dans des localités si différentes, j'ai voulu faire connaître quels ont été mes divers moyens d'investigation ; je n'ai surtout rien voulu écrire sans avoir moi-même une conviction intime de tout ce que j'avancerais, conviction qui, je l'espère, sera partagée par tous les esprits sages et non prévenus. Ces considérations préliminaires paraîtront peut-être un peu longues ; néanmoins, elles m'ont semblé nécessaires et comme inhérentes à la matière que je vais aborder : mon intention première était même de commencer ce travail par un examen philosophique et critique de tout ce qui a été dit sur le choléra avant et depuis son apparition dans la capitale. L'exécution de ce projet, qui bien certainement n'aurait pas été sans intérêt et sans utilité, m'aurait toutefois conduit trop loin ; j'ai dû l'abandonner, d'une part, les preuves contraires à certaines assertions me manquant matériellement ; de l'autre, me rappelant ces paroles que l'empereur Napoléon disait au corps législatif en 1814 : Lorsque dans les familles on a du linge sale, ce n'est pas en public qu'il faut le laver.

Me renfermant donc dans les limites qui me sont tracées par le titre de ce mémoire, je dirai quel était l'état du quartier de l'Hôtel-de-Ville avant l'invasion du choléra ; je parlerai des conditions diverses dans lesquelles se trouvaient les individus qui l'habitent, ainsi que des prévisions des commissions sanitaires par rapport aux localités et à ces mêmes individus. L'apparition du choléra, sa marche, sa direction et son mode de propagation, seront traités dans autant de chapitres particuliers ; enfin, j'indiquerai les traitements divers, ainsi que les résultats obtenus par chaque médecin.

Passant ensuite au choléra asiatique, je l'étudierai à des époques différentes depuis 1817 jusqu'en 1830 ; je le comparerai à l'épidémie de Paris ; j'exposerai également tous les traitements qui dans l'Inde ont tour-à-tour été proposés, et, dans un résumé général, j'essaierai de tirer des conclusions de tous les faits ainsi groupés et opposés les uns aux autres.

Tel est le plan de ce travail : si on me demande quel en est le but, je répondrai que j'ai voulu prouver une vérité souvent contestée sans doute, mais qui n'en est pas moins jusqu'à présent une vérité : c'est que le monde médical ne sait encore rien de certain sur le choléra-morbus, sa nature, son mode de propagation et le traitement qui convient à cette maladie.

Etat du quartier de l'Hôtel-de-Ville avant l'invasion du choléra.

Il existait pour les sciences médicales, au commencement de ce siècle, une école dont les doctrines avaient une sorte d'unité, de règle fixe et presqu'invariable ; cette école était en admiration devant le passé, faisait

des livres avec d'autres livres et trouvait toujours une
parfaite analogie entre ce qu'elle observait et ce qu'on
avait observé antérieurement dans d'autres lieux; les
hommes qui la composaient étaient peut-être plus réellement savants que ceux d'aujourd'hui, et pourtant lorsqu'on examine avec attention ce qu'ils ont produit, on ne
saurait ne point les blâmer de cette tendance à tout classer,
à tout généraliser et principalement decette défiance d'eux-
mêmes qui, dans la crainte de faire autrement que leurs
devanciers, les contraignait à marcher servilement sur
les traces du maître (1); c'est ainsi que, si on faisait l'histoire d'une épidémie, vingt auteurs célèbres en avaient
décrit le type avec une rare précision ; on confondait
presque toujours les symptômes généraux qui se manifestent dans toutes les maladies importantes avec le génie
de l'épidémie, ce Protée insaisissable que l'esprit humain
ne saurait nier, et qui se dérobe mystérieusement à toutes
ses investigations; alors l'éclectisme était, sinon inconnu,
du moins abandonné ; il fallait les idées positives de la
philosophie moderne pour établir quelques vérités dont
l'application n'est toutefois absolue que relativement à
des conditions particulières que l'observation peut seule
faire apprécier. J'aurai recours à un exemple pour bien
faire comprendre toute ma pensée : lorsqu'une maladie
régnait épidémiquement, il y a quelques années encore,
on en recherchait les causes prochaines ou éloignées;
c'était tantôt la constitution atmosphérique, tantôt des
effluves ou des miasmes; c'était le froid, le chaud, le sec

(1) Je ne pense pas qu'on me suppose l'intention ridicule de
vouloir faire allusion aux doctrines de Sydenham, de Rœderer,
de Stoll, de Huxham, de Wagler, de Lepeq, de Lacloture, etc. :
j'entends parler plus particulièrement de l'enseignement de l'é-
cole de Paris et de la manière dont cette école envisageait les
épidémies et interprétait les auteurs originaux.

ou l'humide (1). Il en était de même pour le traitement; on ne doutait pas, on affirmait. Eh bien ! qui oserait aujourd'hui assurer que ces causes, même en les supposant dans de certaines conditions, sont seules capables de déterminer une grande épidémie? presque toutes les maladies peuvent se montrer sous cette forme. Depuis dix ans bien des livres, bien des mémoires ont été faits sur les différentes épidémies qui ont régné en France : lisez ces écrits, comparez-les, et vous n'y trouverez que doute et qu'embarras; et qu'on ne pense pas que cela tienne aux doctrines de l'école moderne : c'est que les médecins observent mieux, avec plus de conscience, et surtout sans idées préconçues.

Le choléra, en parcourant l'Asie et l'Europe, devait confirmer cette vérité, qu'il n'y a presque rien de certain dans l'étude des épidémies; la même maladie, dans la même année, sur les mêmes lieux, se montre avec des phénomènes différents et cède souvent à des traitements opposés.

Que s'il n'y a rien de positif dans les causes occasionnelles, à plus forte raison doit-on se tenir en garde contre celles qui sont considérées comme prédisposantes. Est-ce à dire qu'il soit nécessaire de faire table rase ou d'afficher un pyrrhonisme absolu? bien certainement non; mais il faut ne pas accorder aux choses plus de valeur qu'elles n'en ont effectivement, tenir compte de toutes les circonstances, peser et rapprocher tous les faits, les comparer les uns aux autres et ne les adopter qu'avec une extrême circonspection; c'est en cela que

(1) Je ne prétends pas que ces causes dites occasionnelles soient toujours étrangères aux épidémies; non sans doute, telle n'est pas ma manière de voir, mais je crois que dans bien des cas on s'en est servi comme d'un moyen facile d'éluder à la fois une difficulté ou de ne pas avouer combien l'ignorance des médecins est encore grande sur certains points de la science.

la statistique médicale est d'un véritable secours, et s'il n'est pas permis à l'homme d'arriver à la connaissance de toute la vérité, peut-être naîtra-t-il un jour de la masse de ces faits de grandes probabilités.

Ces considérations se rattachent au sujet que je vais traiter. Il était nécessaire, avant de parler du quartier de l'Hôtel-de-Ville, des individus qui l'habitent, de leurs professions et des conditions diverses dans lesquelles ils se trouvaient placés au moment de l'apparition du choléra, d'exposer préalablement le doute philosophique qui règne aujourd'hui sur les causes occasionnelles et prédisposantes par rapport aux épidémies en général, et à celle de choléra-morbus en particulier.

Le quartier de l'Hôtel-de-Ville est situé dans la circonscription du neuvième arrondissement (1). Considéré dans son ensemble, il a beaucoup moins d'étendue que la plupart des autres quartiers de la capitale. Sa figure est celle d'un carré long dont les deux grands côtés regardent le sud et le nord, et les deux petits l'est et l'ouest. Sa population est de 12728 individus ; un tiers de cette population habite une seule rue : celle de la Mortellerie. Les maisons, au nombre de 405, y sont généralement très-élevées, et les logements, divisés à l'infini, prennent leur jour sur des cours exiguës, humides, où l'air et le soleil ne pénètrent presque jamais ; des allées étroites, obscures, où les eaux pluviales et ménagères croupissent, des escaliers toujours sales, des corridors renfermant souvent des dépôts d'immondices, des chambres encombrées de lits pour loger les maçons, des latrines tenues avec la dernière malpropreté, voilà ce que l'on trouve

(1) Je ne répéterai pas ici ce que j'ai déjà dit dans le compte-rendu des travaux de la commission sanitaire du quartier de l'Hôtel-de-Ville. Toutefois, je serai forcé de revenir sur quelques points dont la connaissance est indispensable pour l'intelligence de mon travail.

à l'intérieur des habitations de ce quartier, dont les constructions, par leur ancienneté et leur état de dégradation, ne réunissent aucune des conditions prescrites par une bonne hygiène et une civilisation éclairée.

On y compte 26 rues, la plupart peu spacieuses ; par leur direction de l'est à l'ouest, elles ne reçoivent que rarement le soleil ; aussi une grande partie de l'année le pavé est couvert de boue, et les ruisseaux sont infectés par les eaux qui y séjournent.

La Seine coule au sud du quartier de l'Hôtel-de-Ville, qui est élevé à son point culminant de 10 mètres au-dessus des eaux moyennes de cette rivière ; mais dans les inondations tout le quai de la Grève est submergé, et plusieurs fois même l'eau est montée jusqu'au premier des maisons, qui toutes sont bâties sur un terrain d'alluvion.

Tel est l'aperçu topographique de cette partie du neuvième arrondissement et les causes générales d'insalubrité qu'on y trouve, tant sur la voie publique qu'à l'intérieur des habitations.

Conditions diverses des individus qui habitent le quartier de l'Hôtel-de-Ville.

La population qui habite le neuvième arrondissement appartient généralement aux classes pauvres de la société ; on s'en fera aisément une idée lorsque je dirai qu'un quart de cette population reçoit ou demande à recevoir les secours du bureau de bienfaisance ; le quartier de l'Hôtel-de-Ville compte à lui seul 950 ménages composés d'environ 2,500 individus inscrits sur les contrôles de ce bureau ; cette profonde misère indique assez quelles doivent être les professions auxquelles se livrent les personnes qui ont leur demeure dans cette partie de la capitale : ce sont des maçons, des journaliers, des blan-

chisseuses, des revendeurs et des revendeuses dans les
rues, des chiffonniers, des ouvrières, des cordonniers,
des matelassiers, des serruriers, des tailleurs, etc. , etc.
Les maçons ou manœuvres forment à eux seuls au moins
un huitième de la population; ils arrivent tous les ans
au printemps des départements de la Creuse ou de la
Haute-Vienne, et habitent la rue de la Mortellerie, où on
les entasse dans des chambres généralement étroites,
peu aérées et sales ; moitié à peu près retournent dans
leur province vers le mois de novembre ; les autres
restent pour travailler pendant la saison froide.

Les professions libérales ne sont exercées que par un
petit nombre d'individus; c'est, on le voit, la classe ou-
vrière qui peuple le quartier de l'Hôtel-de-Ville, cette
classe pauvre qui se livre à des travaux pénibles, mal-
sains, peu rétribués, et qui souvent par le manque d'ou-
vrage se trouve dans le dénuement le plus absolu.

*Prévisions de la commission sanitaire par rapport aux
individus et aux localités.*

C'est aujourd'hui une question fort controversée que
celle de savoir quelle est l'influence des localités sur
l'homme dans les maladies épidémiques; néanmoins , le
moment n'est peut-être pas éloigné où cette cause sera
considérée comme tout-à-fait négative; il n'en est pas
de même des individus sous les différents rapports de
leur nourriture, de leurs habitudes, des professions
qu'ils exercent , en un mot de leur genre de vie en général. Les conditions diverses dans lesquelles ils se trouvent placés sont de nature à être examinées avec la plus
grande attention , et ce n'est qu'avec une extrême circonspection que l'on doit prononcer à cet égard.

Lorsque le choléra parut en Russie et en Pologne, le
gouvernement conçut les plus vives inquiétudes pour

la France ; il pensa que s'il n'était pas donné à la science d'arrêter ce terrible fléau, il lui serait du moins peut-être possible d'en pallier la violence. Ce fut dans cette intention que furent créées les commissions sanitaires dans Paris ; elles eurent pour mission d'éclairer le peuple par de salutaires conseils, de visiter les maisons, de signaler les causes d'insalubrité qu'elles pouvaient renfermer, d'en faire sentir le danger aux propriétaires et aux locataires, et de les engager à y remédier.

La commission sanitaire du quartier de l'Hôtel-de-Ville (1) comprit toute l'importance des fonctions qui lui étaient confiées par l'autorité ; elle devait plus que toute autre redouter l'apparition d'une maladie qui exerce particulièrement ses ravages sur les classes pauvres de la société ; les médecins qui font partie de cette commission savaient par expérience que toutes les fois que des épidémies règnent dans la capitale, le quartier de l'Hôtel-de-Ville est toujours un des premiers envahis ; ils connaissaient la profonde misère de ses habitants, leurs professions pénibles, leur saleté, souvent leur manque de vêtements ou d'objets de literie, les aliments de mauvaise qualité dont ils se nourrissent, l'abus des boissons spiritueuses auxquelles un grand nombre se livre habituellement ; toutes ces considérations étaient bien faites pour les alarmer sur le sort de leurs concitoyens et leur inspirer le désir d'employer envers cette population indigente, d'une part, tous les moyens de persuasion capables de la déterminer à plus de propreté et à une vie plus régulière, et, de l'autre, des ressources pour soulager tant et de si touchantes infortunes.

(1) Cette commission est composée de MM. Loiseleur-Deslongchamps, président, Fautrel, Baratin, Rossigueux, Grammaire, Froment, Denise et Deville, secrétaire-rapporteur.

J'ai dit ailleurs les travaux de la commission sanitaire du quartier de l'Hôtel-de-Ville; j'ai dit la conduite qu'elle s'était tracée; elle ne partageait pas toutes les vues de l'administration sur la plupart des mesures préventives à prendre contre le choléra-morbus; mais bien convaincue du grand avantage qu'il y a pour le peuple à ce que toutes les règles de l'hygiène soient mises en pratique, elle s'efforça constamment, soit par ses conseils, soit par les indications qu'elle fournit à l'autorité de veiller à l'observation la plus sévère de tout ce qui concerne la salubrité publique.

Invasion du choléra dans le quartier de l'Hôtel-de-Ville.

Depuis plusieurs mois le choléra régnait en Angleterre, lorsqu'il parut tout-à-coup à Paris vers les derniers jours de mars 1832; ce fut le 26 de ce mois qu'il se manifesta dans le quartier de l'Hôtel-de-Ville, d'abord chez un petit nombre d'individus, bientôt après sur une grande partie de la population; je fus appelé pour donner des soins au premier malade le 27 à deux heures après midi, et quoiqu'il n'y eut pas une parfaite analogie entre ce que j'avais vu au Bengale et ce qui se présentait à moi après quatorze années d'intervalle, je reconnus facilement que j'avais affaire à un cas de choléra-morbus; je me rendis sur-le-champ à la mairie de mon arrondissement pour prévenir le maire de ce dont je venais d'être témoin; ne l'ayant pas trouvé, je lui écrivis, et dans la soirée ma lettre fut envoyée à l'autorité supérieure; le même jour à l'académie de médecine on apprenait qu'un cuisinier attaché à M. de Lobau venait de mourir avec des symptômes de choléra.

Le début de l'épidémie mérite bien que je m'y arrête un moment, et quoique mon intention ne soit pas de faire un traité du choléra-morbus, mais bien un objet d'études médicales, je crois devoir donner ici l'observation du premier individu qui fut atteint par l'épidémie, ainsi que le résultat de l'autopsie cadavérique.

Le 24 mars 1832 le nommé Leschneault, âgé de 59 ans, marchand des quatre saisons, demeurant rue de la Mortellerie, n° 87, éprouve tout-à-coup un malaise général qui cependant ne l'empêche pas de faire son commerce; pendant la nuit déjections alvines liquides et jaunes, froid aux extrémités, nausées : le 25 il sort une partie de la journée, va à une des barrières et mange d'un ragoût de viande; rentré chez lui il ressent de la courbature et une douleur assez vive vers la région épigastrique; dévoiement pendant la nuit. Le 26 le malaise continue; le malade est très-altéré : la nuit est pourtant assez calme. Le 27, dès le matin, Leschneault éprouve des envies fréquentes de vomir, et dans l'espace de quelques heures il a dix à douze garde-robes et cinq vomissements. Je suis appelé à deux heures pour lui donner des soins et je le trouve dans l'état suivant : les bras et les jambes sont froids, la langue et les lèvres sont également froides; le malade éprouve des crampes très-violentes dans les pieds, dans les mollets et dans les muscles des cuisses; les pieds sont marbrés et de couleur légèrement violette; l'épigastre est douloureux, les matières des vomissements n'ont pas été gardées, mais celles des garde-robes l'ont été : elles sont séreuses, blanchâtres, et au fond du vase se trouvent des flocons d'un blanc sale ressemblant à du riz crevé; depuis le matin les urines sont nulles; le faciès du malade exprime l'anxiété la plus grande, et sa voix a ce son particulier que l'on a généralement remarqué chez les individus attaqués du choléra. Bien convaincu de la nature de la maladie, je fais aussitôt pratiquer des frictions sèches sur toute la surface du corps; un large cataplasme est appliqué sur le bas-ventre; je prescris de l'eau de riz et une potion composée d'une demi-once de sirop diacode et de deux onces d'eau de menthe poivrée, avec autant d'eau distillée de tilleul.

En sortant de chez Leschneault je rencontre MM. Guersent et Parent-Duchâtelet, auxquels je fais part de ce que je viens d'observer; ces messieurs veulent examiner le malade avec moi et sont d'avis qu'il est attaqué de choléra : en ce moment son pouls était si petit qu'on ne pouvait en compter les pulsations. Le traitement que j'avais prescrit est entièrement approuvé.

A six heures du soir je revois Leschneault avec MM. les docteurs de Lens et Sandras; ce dernier est frappé du faciès du malade et surtout de sa voix. Cependant une légère amélioration s'est manifestée depuis qu'il est sous l'influence du traitement ; les vomissements se sont arrêtés. les garde-robes ont été moins nombreuses, mais elles ressemblent toujours à de l'eau de riz ; le corps est moins froid, le pouls s'est sensiblement relevé; je continue le même traitement; à neuf heures du soir on vient me prévenir que Leschneault éprouve une violente douleur au côté droit; je m'y rends aussitôt avec MM. de Lens, Parent-Duchâtelet et Sandras : les crampes dans les mollets et dans les cuisses sont très-rapprochées ; l'anxiété est extrême, la respiration s'opère difficilement, elle est tout-à-fait gutturale, peu profonde; cependant la percussion n'indique rien de particulier, et les poumons examinés au sthétoscope ne présentent aucun phénomène remarquable : l'haleine est froide et les gencives légèrement fuligineuses. Le malade a eu cinq garde-robes dans l'espace de trois heures. Prescription : sinapismes aux jambes et aux cuisses. Tous les symptômes augmentent pendant la nuit, et à six heures du matin ,

Leschneault, qui avait conservé la force de se lever pour aller plusieurs fois à la garde robe, perd tout-à-fait connaissance. A sept heures moins un quart je me rends auprès de lui avec MM. Parent-Duchâtelet et Sandras, et nous le trouvons dans un état de coma très prononcé; tout le corps est froid, les matières rendues pendant la nuit sont légèrement jaunes. Nous prescrivons un large sinapisme sur l'abdomen, mais une heure après le malade avait cessé de vivre.

L'ouverture du cadavre fut remise au lendemain 29 mars. La veille j'avais appris que deux personnes étaient mortes dans le neuvième arrondissement avec tous les symptômes du choléra : une femme de 35 ans, demeurant rue des Jardins-Saint-Paul, n° 35, et une jeune fille de 10 ans, rue du Haut-Moulin, n° 1, dans la Cité. J'assistai avec plusieurs médecins à l'autopsie de ces deux femmes chez lesquelles on trouva tous les désordres observés ordinairement sur les individus qui périssent du choléra.

Personne ne met en doute le dévouement des médecins pendant l'épidémie qui a désolé la capitale; dans d'autres classes de la société il s'est aussi trouvé des hommes de courage qui ont secouru les malheureux atteints du fléau, avec un zèle digne des plus grands éloges; toutefois, au moment de l'invasion du choléra-morbus, il régna une sorte de crainte générale, qui se dissipa, il est vrai, à mesure que le danger grandissait. Ce fut alors qu'on vit tout ce que l'humanité peut inspirer de sentiments élevés aux cœurs nobles et compatissants; le désir de soulager tant et de si cruelles souffrances fit faire des prodiges à quelques hommes.

Les soins à donner aux cholériques, les ouvertures de cadavre devinrent en peu de temps chose commune; mais aux premiers jours de l'épidémie, alors que la mortalité qui régnait dans Paris, et les nombreux cercueils

que l'on recontrait à chaque instant, répandaient la ter-
reur dans tous les esprits, ces sortes d'opérations avaient,
indépendamment de l'attrait de la curiosité, un caractère tout-à-fait solennel.

L'importance que beaucoup de médecins attachaient,
au début du choléra, à voir par eux-mêmes les lésions
cadavériques produites par cette maladie, fut cause de
l'empressement que l'on mit à assister à l'autopsie de
Leschneault. Dès sept heures du matin, MM. les docteurs de Lens, Parent-Duchâtelet, Alphonse Sanson,
Sandras, Alexandre Thierry, Boullard, plusieurs médecins étrangers et élèves en médecine, MM. Baratin et
Lange, membres de la commission sanitaire du quartier
de l'Hôtel-de-Ville, étaient réunis dans l'étroite salle
basse où devait se faire l'examen du cadavre. Certes
pour les personnes étrangères aux devoirs souvent pénibles du médecin, il y avait quelque courage à être
témoin d'un spectacle que l'habitude seule ne rend pas
repoussant, et surtout à servir d'aides à l'opérateur. Hé-
las ! quelques jours encore, et quatre des assistants de-
vaient aussi être victimes de l'épidémie.

Voici les altérations qui furent trouvées chez Leschneault.

La figure conservait l'aspect cholérique; les yeux
étaient restés enfoncés dans leur orbite et la peau des
paupières présentait encore cette couleur brun livide qui
s'était manifestée dès le troisième jour de la maladie;
le corps était généralement raide et couvert de taches
violettes, surtout aux extrémités inférieures, aux avants-
bras et dans toute la région lonbaire.

Le cerveau et le cervelet ne présentaient rien de bien
remarquable à l'extérieur, et les ventricules ne contenaient qu'une quantité extrênement petite de sérosité
limpide. Les sinus des membranes de l'encéphale et tout

le système veineux extérieur étaient gorgés d'un sang
noir, épais et visqueux.

Les poumons étaient affaissés, mous, et retirés en quelque sorte sur les deux côtés de la colonne vertébrale ;
ils avaient la couleur qu'ont ordinairement ces organes
lorsqu'ils sont parfaitement sains.

Les cavités gauches du cœur étaient presque vides,
mais l'oreillette droite et le ventricule du même côté
contenaient une grande quantité de sang noir, épais et
poisseux ; les veines du cœur renfermaient aussi du sang
de même nature.

Le canal intestinal ayant été enlevé, après avoir été
au préalable lié à ses deux extrémités, voici ce qu'il offrait de plus remarquable : toutes les veines qui rampent
à la surface péritonéale du tube digestif, étaient injectées. L'estomac contenait environ une demi-pinte d'un
fluide blanchâtre, ressemblant tout-à-fait à la matière
des garde-robes. La membrane muqueuse présentait vers
son grand cul-de-sac une ecchymose assez étendue, mais
superficielle ; non loin de cette ecchymose, on en voyait
deux autres de moindre dimension.

L'intestin grêle et le gros intestin étaient distendus
par plus de deux pintes du même liquide que celui trouvé
dans l'estomac ; toutefois en arrivant dans le colon et le
cœcum, ce liquide perdait de sa couleur blanchâtre,
pour prendre une teinte rougeâtre ; les follicules de
Brunner, examinés même avec une loupe, n'avaient pas
un volume plus considérable que dans l'état normal ; il n'en
était pas de même des follicules agminés de *Peyer* qui,
bien évidemment, avaient le double de leur grosseur
ordinaire. M. Sanson jeune détacha plusieurs parties du
tube digestif sur lesquelles ces cryptes formaient des
plaques dont quelques-unes avaient plusieurs pouces d'é-
tendue ; du reste, ces plaques, quoique d'une couleur légèrement brune, n'étaient nullement injectées.

Le foie et la rate n'offraient rien de particulier ; la vésicule était remplie d'une bile épaisse et d'un vert extrêmement foncé.

Les reins et les uretères avaient leur volume et leur consistance ordinaires. La vessie, fort contractée, ne contenait point d'urine ; ses membranes présentaient une épaisseur de plusieurs lignes.

Je ne dois pas passer sous silence que, relativement au volume des follicules de *Peyer*, les opinions furent différentes entre les médecins présents à l'autopsie, et que les uns furent d'avis qu'ils étaient comme on les trouve à l'état ordinaire, tandis que plusieurs reconnurent un développement anormal.

Telles étaient les lésions cadavériques que présentait le corps de Leschneault ; j'aurais pu les décrire plus longuement, mais j'ai pensé que dans un travail qui ne doit renfermer que des faits généraux, je devais être court, et je n'ai même donné cette observation que parce que Leschneault fut le premier individu que le choléra frappa dans le quartier de l'Hôtel-de-Ville, et que les altérations organiques trouvées chez lui sont celles que j'ai le plus ordinairement reconnues, de telle sorte que l'histoire pathologique de cet homme expose et résume la plupart des ouvertures faites dans le neuvième arrondissement de Paris.

Marche et direction du choléra dans le quartier de l'Hôtel-de-Ville.

On a vu que Leschneault, demeurant rue de la Mortellerie, n° 87, était le premier individu chez lequel le choléra s'était manifesté, vers le 26 mars. Dans la soirée du 27, pendant que je visitais ce malade avec MM. de Lens, Parent-Duchâtelet et Sandras, M. Lange, commissaire de police du quartier, et membre de la commission sanitaire, vint me prévenir que le nommé Lepage, menuisier, rue du Monceau-Saint-Gervais, n° 2, venait de rentrer chez lui dans un état des plus alarmants; nous nous transportâmes à l'instant à la demeure de cet homme, que nous trouvâmes avec tous les symptômes du choléra le plus intense.

Du 28 mars au 31, l'épidémie se déclara chez plusieurs habitants des rues Geoffroy-l'Asnier, des Barres, de Jouy, de Fourcy, et de la Mortellerie; mais pendant qu'on ne comptait encore que quelques cas isolés dans ces diverses rues, celle de la Mortellerie en offrait un grand nombre d'exemples.

Du 1ᵉʳ avril au 5 de ce mois, on trouve quelques cholériques dans les rues de Long-Pont, Saint-Antoine, sur les quais de la Grève et des Ormes, dans les rues de la Levrette, des Nonaindières, des Audriettes; néanmoins, c'est toujours dans celle de la Mortellerie que l'épidémie exerce ses plus funestes ravages. Enfin, du 5 avril au 31 mai, le choléra a sévi en même temps sur toutes les rues du quartier, toutefois avec plus de violence dans les rues Geoffroy-l'Asnier, des Barres et de la Mortellerie; j'ai déjà dit qu'un tiers de la population habite cette dernière rue, qui est presqu'en totalité peuplée d'indigents.

Quant à la direction que l'épidémie a suivie par rapport aux diverses expositions du quartier, on ne saurait, en vérité, lui en assigner aucune; Leschneault et Lepage avaient leurs demeures au nord; mais bientôt, les habitations placées au sud l'emportèrent de beaucoup sur celles situées au nord, à l'est, ou à l'ouest, et cela devait être, le quartier étant un carré long, courant de l'est à l'ouest, et la plupart des maisons regardant le sud. Ainsi, aucune conclusion à tirer de la direction que le choléra a pu suivre, direction qui du reste ne saurait être établie d'une manière satisfaisante.

Du mode de propagation du choléra dans le quartier de l'Hôtel-de-Ville.

Une question du plus grand intérêt dans l'histoire du choléra-morbus, est celle de la contagion; comment cette maladie se propage-t-elle, et peut-on avec quelque certitude, dans l'état actuel de la science, résoudre cette importante proposition? Depuis quatorze ans, tous les médecins qui ont été témoins de l'épidémie au sein des grandes villes, comme dans les campagnes, se sont prononcés pour la négative; pour les esprits éclairés, pour les hommes non prévenus, il ne reste plus aucun doute à cet égard; le choléra n'est pas contagieux. Comme il n'entre pas dans le plan de ce mémoire de donner toutes les raisons que les nombreux auteurs qui ont écrit sur le choléra font valoir pour prouver la non-contagion, je dois seulement dire que dans le quartier de l'Hôtel-de-Ville, rien n'est venu infirmer l'opinion généralement accréditée aujourd'hui dans le monde médical.

Le choléra s'est déclaré à la fois sur plusieurs points de la capitale, fort éloignés les uns des autres, et sur des individus qui n'avaient pas eu le moindre rapport, la moindre relation ensemble. Dans les rues de la Mortellerie, du Monceau-Saint-Gervais, de Jouy et Geoffroy-l'Asnier, le même jour, presqu'à la même heure, plusieurs personnes, d'âges, de conditions différentes, étaient prises de symptômes cholériques, sans qu'il fût possible d'établir entre elles aucun contact, médiat ou immédiat.

De vingt-six docteurs en médecine ou élèves qui ont fait le service du poste médical, deux ont eu le choléra à un degré peu prononcé, et trois ont été atteints de diarrhée-cholérique ; sur huit brancardiers attachés à ce même bureau de secours, un seul est mort, et il n'est

pas bien certain que ce soit de la maladie régnante. Le
choléra a sans doute fait très-souvent plusieurs victimes
dans la même famille, mais cela ne prouve rien; n'é-
taient-elles pas soumises aux mêmes influences épidémiques, et si, de vivre sous le même toit, dans les
mêmes appartements, si le contact enfin pouvait trans-
mettre la maladie, que seraient devenus les médecins, si
zélés auprès de leurs malades, eux qui souvent les fric-
tionnaient des heures entières, eux qui pour entendre
leur voix faible et expirante, approchaient leurs visages
de la face des cholériques. Quel que fût leur courage,
quelle que fût la force morale de ces jeunes élèves, tous
n'auraient pas résisté à la contagion, s'il était de la nature du choléra de se propager de la sorte; il faut bien
le reconnaître, le mode de transmission de cette affreuse
maladie est encore inconnu.

*Etablissement et mouvement du bureau de secours du
quartier de l'Hôtel-de-Ville.*

La commission sanitaire du quartier de l'Hôtel-de-
Ville avait tout prévu pour le moment où le choléra
viendrait à se déclarer dans la localité que l'autorité
avait confiée à ses soins; du 27 au 50 mars, le nombre
des malades n'étant pas très-considérable, les médecins
qui habitent le quartier suffirent à porter des secours
partout où on en réclamait; mais bientôt l'épidémie
étendant sa terrible action sur toute la population, il
fallut avoir recours aux moyens arrêtés par la commission centrale de salubrité, en cas d'invasion du choléra.
La commission du quartier de l'Hôtel-de-Ville se con-
certa avec l'autorité municipale, et il fut décidé qu'un
appel serait immédiatement fait à tous les médecins et
officiers de santé du neuvième arrondissement; que des
élèves en médecine seraient demandés à M. le doyen de

la faculté de Paris, et que jusqu'à nouvel ordre un seul poste médical serait établi à la mairie pour tout le neuvième arrondissement (1). Mais dans les premiers jours d'avril les cas de choléra se multipliant d'instants en instants, le service devint impossible à cause des distances qu'il fallait parcourir. On se hâta alors d'établir un poste médical au centre de chaque quartier; celui de l'Hôtel-de-Ville fut placé à la mairie, rue Geoffroy-l'Asnier, dans le local de l'état-major de la garde nationale, que M. Rossigneux, lieutenant-colonel de la légion, et membre de la commission sanitaire, voulut bien faire disposer à cet effet.

C'est l'histoire de ce bureau de secours, sous le rapport médical que je vais exposer, je donnerai d'abord le chiffre des malades visités, les divisant en choléras graves et en diarrhées-cholériques; je dirai les symptômes qui furent généralement observés, ainsi que les traitements divers mis en pratique; enfin, je ferai connaître les résultats obtenus, c'est-à-dire, le nombre des individus guéris ou morts.

(1) Les habitants du 9ᵉ arrondissement n'ont pas oublié toute l'activité et tout le zèle que MM. Crônier et Locquet, alors maire et adjoint, déployèrent dans ces circonstances pénibles; presque toujours en permanence pour recevoir les déclarations des personnes qui venaient réclamer les soins des médecins, assistés seulement pendant plusieurs jours de quelques membres des commissions sanitaires, ils dirigèrent aussi bien que possible les faibles secours qu'ils avaient à leur disposition; et qu'on ne pense pas que ce fût chose facile que de présider à l'organisation des postes médicaux dans le 9ᵉ arrondissement, où l'on compte à peine trente docteurs en médecine ou officiers de santé, dont plusieurs par leur grand âge sont hors d'état de rendre aucun service. Ce fut surtout dans le quartier de l'Hôtel-de-Ville que cette pénurie de médecins se fit le plus sentir; trois seulement purent prendre part aux travaux du poste médical aussi longtemps que dura le choléra.

J'ai déjà dit que le manque de médecins dans le quartier de l'Hôtel-de-Ville avait mis la commission sanitaire dans la nécessité d'appeler pour soigner les cholériques des élèves en médecine.

MM. Fontan, Adet de Roseville et Baratte, furent les premiers qui arrivèrent dès le 29 mars; puis vinrent MM. Caron du Villards (docteur en médecine), Biard, Renaud, François Petaux, Morin, Merland, et successivement jusqu'au 14 avril, MM. Fisson, Anthoine, Silly, Benoît, Beauvoisin, Garnier, Gouin, Gardarin, Gué, Jubin, Lemoine, Tournier et Choisy.

Si les malheureux que l'épidémie attaquait de moment en moment ont reçu tous les secours de l'art, si un grand nombre est revenu à la vie, c'est au zèle infatigable et aux soins empressés que ces messieurs n'ont cessé de leur prodiguer qu'ils le doivent.

Me voici enfin arrivé à la partie essentiellement médicale de ce travail; les faits que je vais exposer sont de la plus sévère exactitude, et les résultats qui en découlent peuvent être considérés comme réunissant autant de certitude qu'il est permis aux choses humaines d'en présenter.

Quoique le choléra-morbus se soit manifesté dans le quartier de l'Hôtel-de-Ville le 27 mars, et n'ait cessé de s'y montrer que vers la fin du mois de septembre, ce n'est pourtant pas ce laps de temps que j'ai l'intention d'embrasser; les chiffres n'auraient plus aucune valeur si la mortalité des mois de juin, juillet, août et septembre figurait à côté de celle d'avril et de mai. Pour avoir un tableau fidèle des ravages de l'épidémie, il fallait l'étudier dans sa période d'intensité, et c'est ce que j'ai fait. J'ai pris mon point de départ à l'invasion du choléra, jusqu'à la fermeture du poste médical, le 15 mai, ce qui renferme un espace de cinquante jours, pendant lesquels les documents qui suivent ont été recueillis.

3

Il résulte du registre ouvert pour recevoir les déclarations que 2,095 malades ont été visités par MM. les médecins du bureau de secours du quartier de l'Hôtel-de-Ville, depuis le 27 mars jusqu'au 15 mai inclusivement.

De ces 2,095 malades il faut retirer 269 individus, considérés comme ayant des affections étrangères au choléra; il en reste donc 1,826, sur lesquels on compte 508 diarrhées-cholériques, 243 du sexe masculin, 265 du sexe féminin, et 1318 cas de choléra, 727 du sexe masculin, et 591 du sexe féminin; mais je dois répéter ici ce que j'ai déjà dit dans le compte-rendu des travaux de la commission sanitaire : « Quoique le tableau des déclarations porte 1,318 cholériques, et que ce chiffre n'ait été arrêté qu'après une investigation minutieuse, il est probablement très-exagéré, car 457 seulement étant morts, il faut en conclure que 6 ou 700 au plus, ont eu véritablement un choléra grave. »

Faisant maintenant abstraction des non-cholériques, dés diarrhés-cholériques pour ne m'occuper que de la maladie dans toute son intensité, je commencerai par exposer succinctement les symptômes caractéristiques de choléra généralement observés par MM. les médecins et élèves en médecine de l'ambulance du quartier de l'Hôtel-de-Ville; mais, au préalable, il importe de faire connaître le mode qui fut suivi pour recevoir les déclarations, et diriger convenablement les secours.

Aussi long-temps que dura l'épidémie, la commission sanitaire resta en permanence, consacrant tous ses moments, d'une part, à l'administration du poste médical et à la direction de toutes les mesures de salubrité que les circonstances exigeaient, et de l'autre, à recevoir nuit et jour les demandes de secours, qui étaient faites d'instant en instant. La commission comptant trois médecins et un pharmacien sur huit membres dont elle était com-

posée, se vit bientôt hors d'état de continuer seule une
semblable tâche; elle fit un appel aux notables du quartier, un roulement de service fut établi de telle sorte que
deux personnes étaient constamment de garde au poste
médical; les médecins eurent également un service
réglé de nuit et de jour; toutes les fois qu'on se présentait pour réclamer l'assistance d'un homme de l'art, le
notable de garde inscrivait, sur un registre ouvert à cet
effet, le nom du malade, son âge, sa profession, le lieu
de sa demeure; aussitôt un médecin était envoyé pour le
visiter, et à son retour, il notait, sur une des colonnes
du registre, la nature de l'affection : *choléra*, *diarrhée-
cholérique ou non-cholérique*. Les médecins étaient en
outre chargés de suivre les malades qu'ils avaient visités
pour la première fois, et de les voir aussi souvent qu'ils
le jugeraient nécessaire; toutefois, comme quatre médecins seulement étaient de garde pendant la nuit, il arrivait souvent que ceux-ci étaient demandés pour des individus qui avaient reçu antérieurement des secours;
dans ce cas, il leur était expressément recommandé de
bien s'enquérir de ce que le médecin ordinaire avait
déjà fait, afin que le traitement ne fût pas continuellement modifié ou changé. MM. les élèves attachés au poste
médical firent pour la plupart ce service avec un ordre
admirable; et je manque d'expressions pour dire combien
furent grands leur zèle et leur dévouement; non-seulement ils ne donnaient rien de nouveau sans s'être fait
rendre compte des moyens employés avant leur arrivée,
mais, quand il le fallait, ils laissaient des notes pour le
médecin auquel le malade avait été confié d'abord.

Indépendamment de toutes ces précautions prises
dans l'intérêt de l'humanité en général, des réunions
fréquentes de MM. les élèves en médecine avaient lieu
au poste médical; presque tous les soirs, dans une espèce de conférence, chacun faisait part de ce qu'il avait

observé, du traitement qui paraissait avoir quelque efficacité ; chacun exposait ses succès comme ses revers, sans vanité, sans affectation ; là, point d'idées préconçues, point de systèmes ; la vérité, rien que la vérité. C'est dans ces conférences, c'est à cette école, je pourrais dire, et après avoir traité moi-même de nombreux cholériques, que j'ai recueilli l'ensemble des symptômes qui, dans le quartier de l'Hôtel-de-Ville, ont caractérisé la maladie épidémique désignée sous le nom de choléra-morbus.

Des symptômes qui, dans le quartier de l'Hôtel-de-Ville, ont caractérisé le choléra.

On pourrait établir en principe dans l'épidémie de Paris, que le choléra a presque toujours été précédé de prodrômes ; la durée de ceux-ci variait sans doute depuis plusieurs jours jusqu'à quelques heures , mais il me serait impossible de citer un seul cas où cette maladie se soit manifestée sans qu'au préalable il se fût déclaré des signes précurseurs ; en voici l'énumération : digestions pénibles, borborygmes, sentiment de lassitude dans les membres, et particulièrement dans la région lombaire ; céphalalgie frontale, ventre lourd, pesant , nausées , évacuations alvines d'abord solides , ensuite de plus en plus liquides ; douleurs quelquefois violentes , mais ordinairement vagues vers l'épigastre ; crampes légères aux extrémités inférieures, urines rares.

Cet état durait d'un à quatre jours, et se terminait par le choléra ou par la guérison , mais généralement par le choléra, quand un traitement convenable ne venait pas entraver la marche de la maladie. Lorsque les accidents s'amendaient, soit par l'effet du traitement, soit par suite d'une réaction naturelle, il se manifestait, dans ce dernier cas surtout, de la fièvre, tantôt avec rémission, tantôt sans rémission, des douleurs vives à la tête, et presque toujours des sueurs très-abondantes ; les prodrômes cholériques se terminaient aussi par une épistaxis ou par des urines déposant un sédiment briqueté. Néanmoins, j'ai vu fréquemment le choléra se déclarer pendant ou après une crise en apparence favorable. Les symptômes précurseurs, abandonnés à eux-mêmes, passaient presque constamment à l'état de choléra confirmé.

Quoique les prodrômes du choléra se soient presque toujours manifestés de la sorte, l'invasion de cette maladie avait pourtant lieu également dans la localité dont je m'occupe ici, par des étourdissements, des tintements d'oreille, des vertiges ; mais cette forme a été beaucoup plus rare que la première, et ce n'est que sur un petit nombre d'individus que j'ai eu l'occasion de l'observer.

Je suis convaincu que si les conseils de la commission sanitaire avaient été suivis, si on avait écouté les sages avis des médecins, la mortalité aurait été bien moins considérable dans le quartier de l'Hôtel-de-Ville, particulièrement chez les maçons ; sur 531 décès on a compté 72 individus de cette profession , la plupart étaient arrivés à Paris à la fin du mois de mars, ou dans les premiers jours d'avril. Les médecins qui pratiquent dans le neuvième arrondissement savent, par expérience, que les maçons qui viennent chercher de l'occupation dans la capitale, ceux surtout qui font leur première campagne, sont généralement malades, soit à leur arrivée, soit pendant leur séjour, et que le dévoiement est la maladie qu'ils contractent habituellement ; dévoiement causé, soit par les fatigues du voyage, le changement de nourriture, soit, le plus souvent, par la grande quantité d'eau dont ils s'abreuvent pour se désaltérer pendant leurs pénibles travaux (1). Je ne crois

(1) Dans une analyse du compte-rendu des travaux de la commission sanitaire du quartier de l'Hôtel-de-Ville, insérée dans le

pas avoir besoin de faire remarquer qu'en 1832, un grand nombre de ces individus étaient dans des conditions tout-à-fait défavorables, et par conséquent en état de prédisposition au moment de l'apparition de l'épidémie.

Après avoir décrit rapidement les signes précurseurs du choléra, je dois dire quels étaient ceux de la maladie elle-même. Presque toujours, je le répète, je l'ai vue être la suite de la plupart, ou de quelques-uns des symptômes que je viens d'énumérer plus haut : généralement, lorsqu'on négligeait de traiter ceux-ci convenablement, voici ce qui arrivait : les garde-robes augmentaient et à celles-ci se joignaient des vomissements d'abord des derniers aliments qui avaient été pris, puis après, de sérosité branchâtre ; la matière des selles était liquide, quelquefois légèrement rosée, et contenait des flocons également blanchâtres, semblables à du riz crevé : des crampes dans les doigts des pieds, dans les mollets, les cuisses, les bras et les avant-bras, se manifestaient presqu'en même temps que les premiers vomissements ; bientôt survenait un malaise général, une soif ardente, une anxiété extrême ; le pouls, fréquent et petit, était souvent à peine sensible ; les yeux, entourés d'un cercle

cahier de décembre de la *Revue médicale*, il est dit « qu'il est à regretter que dans un travail fait avec autant de soin on ait laissé s'introduire le préjugé vulgaire qui attribue à l'eau de la Seine la diarrhée dont sont atteints la plupart des ouvriers, et notamment les maçons dans les premiers temps de leur séjour à Paris, tandis qu'il suffit souvent de cette même eau pour tout médicament pour obtenir la guérison de ce genre de malades. » Cette assertion est une erreur ; je n'ai nullement parlé de l'eau de la Seine, autrement dit de l'affection désignée sous le nom de *parisienne*; j'ai seulement rangé l'eau en général au nombre des causes qui peuvent occasioner la diarrhée ; c'est pour moi un fait prouvé, depuis sept ans que je fais la médecine dans un quartier habité en grande partie par des maçons.

livide, s'enfonçaient dans l'orbite, et le faciès du malade prenait un caractère tel, qu'il était impossible de ne pas reconnaître un cholérique à son aspect seulement.

La peau des mains et des pieds se ridait, et perdait la contractilité qui lui est propre; la sécrétion de l'urine cessait, un accablement profond s'emparait du malade, les extrémités devenaient froides et livides, et en peu d'instants, cette lividité gagnait de proche en proche, et s'étendait sur tout le corps, mais particulièrement aux pieds, aux mains et au tronc; les yeux s'enfonçaient de plus en plus dans l'orbite, la langue plate, blanche, était froide ainsi que l'haleine; la respiration devenait lente, la voix s'affaiblissait par degrés, le pouls augmentait de fréquence et de petitesse, enfin le sang ne circulait plus dans les veines superficielles, l'action contractile du cœur diminuait peu-à-peu, et les malades cessaient d'exister.

La chaleur à la peau, l'élévation du pouls, le rétablissement des urines, les sueurs étaient des signes favorables, et que l'on observait lorsque la maladie devait se terminer heureusement. Elle se jugeait aussi par des crises et des métastases : ces dernières étaient souvent fâcheuses.

Tels furent les symptômes du choléra dans le plus grand nombre des cas; leur marche et leur succession ne présentaient sans doute pas toujours ce caractère d'uniformité qui pourrait permettre d'en former des groupes et d'assigner à cette maladie des périodes très-distinctes; néanmoins, généralement, ils se manifestaient dans l'ordre que je viens de leur assigner.

Mon but n'étant pas de faire une monographie du choléra, mais bien de tirer des conséquences des divers traitements qui ont été employés pendant l'épidémie, j'ai dû me borner à ne donner que l'exposé sommaire des symptômes de cette affection, pour me hâter d'arriver à la partie de ce travail que je considère comme la plus.

importante, c'est-à-dire, à la thérapeutique du choléra.

J'ai dit que 2,095 malades avaient reçu des soins de MM. les médecins du bureau de secours, et que sur ce nombre, 1,518 avaient été désignés comme étant attaqués du choléra, et 503 de diarrhée cholérique seulement; j'ai dit comment le service avait été établi, je dois maintenant parler des divers modes de traitement qui furent mis en usage dans le quartier de l'Hôtel-de-Ville. Mais ici pour être vrai, pour ne pas commettre d'erreurs, pour établir enfin mes données sur une base large et sûre, je n'ai pas dû m'en rapporter à mes souvenirs. Plusieurs de MM. les médecins avaient pris jour par jour des notes sur les malades qu'ils étaient appelés à traiter; je les ai priés de me les communiquer; d'autres ont rédigé les renseignements qui m'étaient nécessaires, alors que leur mémoire était encore fraîche, et que les faits étaient présents à leur esprit dans toute leur intégralité. Qu'il me soit permis de leur témoigner ma vive reconnaissance pour leur bienveillante coopération; ainsi ce que je vais exposer est l'œuvre de mes collègues; ils ont eux-mêmes tracé avec simplicité et bonne foi le traitement qu'ils ont suivi au lit des cholériques; je dois même ajouter que lorsque je leur adressai la demande de me donner par écrit le cahier en quelque sorte de leurs visites, ils ignoraient l'usage que je voulais en faire, et les conséquences que je pourrais en tirer.

Quoique presque tous les élèves en médecine qui ont fait le service du poste médical aient rivalisé de zèle et de dévouement, et montré une grande instruction, quelques-uns sont arrivés trop tard pour qu'il m'ait été possible de faire connaître les résultats qu'ils ont obtenus; résultats qui du reste n'offraient pas un puissant intérêt, la plupart n'ayant été à même de voir qu'un très-petit nombre de malades, et dans un moment où le choléra ne sévissait plus avec intensité; en effet, sur 2,095 individus traités à domicile, 1660 l'ont été par dix-huit médecins ou élèves en médecine; quarante médecins ou élèves se sont partagé les 435 qui complètent le chiffre de 2,095, et d'ailleurs ayant déjà présenté les résultats généraux dans un tableau synoptique, j'ai pensé que je devais me borner ici aux 1,660 malades attaqués de choléra, de diarrhées cholériques ou non-cholériques, dont l'historique m'était parfaitement connu.

En énumérant les traitements divers auxquels ont été soumis les cholériques du quartier de l'Hôtel-de-Ville, je n'ai pas la prétention d'entrer dans tous les détails des médicaments qui ont été administrés jour par jour à chaque individu en particulier, soit pour traiter le choléra, soit pour combattre les épiphénomènes qui se manifestent dans toutes les maladies; je veux seulement indiquer les méthodes thérapeutiques qui furent suivies, et pour cela des notions générales me paraissent devoir suffire.

Les dix-huit médecins ou élèves en médecine dont je vais exposer les méthodes curatives, sont : MM. Adet de Roseville, Anthoine, Baratte, Biard, Beauvoisin, Caron du Villards, Deslongchamps, Deville, Fisson, Fontan, François, Gouin, Merland, Morin, Pétaux, Pigny, Renaud et Silly.

«Toutes les fois, dit M. Adet de Roseville, que je n'ai eu à combattre que de simples diarrhées, j'ai donné pour boisson de l'eau de riz édulcorée avec un sirop quelconque, et j'ai fait prendre en lavements l'extrait de ratanhia uni à la racine de guimauve, aux têtes de pavot ou au laudanum. Toutes les fois que ces diarrhées ont été accompagnées de coliques, j'ai fait prendre des potions et des lavements opiacés, administrer de l'eau de riz pour boisson en même temps que je faisais appliquer des cataplasmes laudanisés sur le bas-ventre; lorsque les moyens ci-dessus indiqués étaient impuissants, je me suis fort bien trouvé dans l'un ou l'autre cas de l'application de 15 ou 20 sangsues à l'anus ; j'ai employé contre les vomissements l'opium, l'acétate de morphine, l'acide hydrocyanique médicinal, les sangsues et les vésicatoires à l'épigastre, et enfin l'extrait de belladone en frictions sur cette même région, et contre les crampes l'ammoniaque, la térébenthine, le camphre et le laudanum, également en frictions.

» Lorsque j'ai eu à traiter un choléra algide j'ai donné des potions dans lesquelles je faisais entrer les toniques, les excitants et les narcotiques ; chez les malades qui ne pouvaient supporter aucune espèce de boisson, je les ai remplacées par de la glace que je leur faisais sucer par petits morceaux ; pour ramener la chaleur, j'ai fait promener des sinapismes et des vésicatoires sur tout le corps, et pratiquer des frictions avec les liniments dont il a été question plus haut. J'ai souvent employé l'eau de Seltz, et je m'en suis fort bien trouvé chez plusieurs malades qui ne pouvaient supporter aucune espèce de boisson.

» Je n'ai jamais eu recours aux émissions sanguines au début de la maladie ; je ne les ai employées qu'au moment de la réaction, et encore n'ai-je pratiqué, la plupart du temps, que des saignées locales.

» Il est facile de juger par cet exposé, ajoute M. Adet, que je n'ai jamais fait que la médecine des symptômes, et que je me suis toujours tenu en garde contre toute espèce de système. »

Le traitement que M. Anthoine suivit ne diffère que bien peu de celui de M. Adet de Roseville ; ce médecin s'attachait à combattre les prodrômes du choléra par la diète, une boisson mucilagineuse, et pour arrêter le dévoiement, les astringents et les narcotiques ; il employait des frictions stimulantes camphrées contre les crampes, et des potions légèrement opiacées pour calmer les vomissements ; il réchauffait pendant la période algide, se servait des excitants, de la saignée quelquefois, plus souvent des sangsues pour aider à la réaction ou dissiper des métastases fâcheuses; en un mot, M. Anthoine essaya de la plupart des moyens préconisés contre le choléra.

Arrivé un des premiers au poste médical, M. Baratte eut nécessairement recours à toutes les méthodes curatives qui furent mises en usage depuis l'invasion de l'épidémie jusqu'à sa fin; pour arrêter la diarrhée, il prescrivait des lavements avec l'extrait de racine de ratanhia ou le cachou mêlé au laudanum; la limonade était la boisson qu'il préférait donner à ses malades; il recommandait les applications de cataplasmes émollients sur le bas-ventre, et faisait pratiquer contre les crampes des frictions avec de la flanelle imbibée d'un liniment ammoniacal. Il réchauffait ses malades, tantôt en les mettant dans des bains à une température élevée, tantôt en les enveloppant dans une couverture bien chaude. Sa médication fut généralement stimulante dans les premières périodes de la maladie; enfin M. Baratte employa la saignée et les sangsues toutes les fois qu'il pensa que l'état des malades réclamait ce genre de traitement.

Ecoutons maintenant M. Biard : « Lorsqu'en arrivant auprès d'un cholérique au début de l'épidémie, dit ce médecin, je le trouvais dans un état algide, avec cyanose, sans pouls radial ou presque insensible; je le faisais envelopper nu dans une couverture de laine, avec des sinapismes aux pieds et aux mains, et je donnais pour boisson du thé chaud; les malades, il est vrai, paraissaient vomir plus souvent, mais avec plus de facilité, et j'ai cru remarquer que les vomissements duraient moins longtemps que chez ceux auxquels on refusait à boire; je faisais prendre par cuillerées à café, tous les quarts d'heure, la potion suivante : eau distillée de camomille, deux onces; de cannelle, une once; sirop diacode, une once; eau de fleur d'orange, demi-once; laudanum de

Rousseau, huit gouttes. Je prescrivais un quart de lavement de deux heures en deux heures avec la décoction de racine de ratanhia , à laquelle je faisais ajouter dix gouttes de laudanum de Sydenham. Lorsqu'à l'aide de ces moyens j'obtenais la réaction, ce qui presque toujours eut lieu au bout de six à huit heures chez plusieurs de mes malades, je les faisais mettre dans un lit bien chaud après les avoir saignés ou leur avoir mis des sangsues selon leur volonté.

» Après vingt-quatre heures de réaction, j'administrais des boissons délayantes au goût du malade, et une potion calmante ordinaire ; si le vomissement ou le dévoiement persistaient, je mettais 12 ou 15 sangsues à l'épigastre ou à l'anus. Si je redoutais quelque congestion vers un organe quelconque, je faisais promener des sinapismes sur tous les membres, et au besoin j'avais recours aux sangsues. Lorsque les vomissements étaient opiniâtres, plusieurs fois un vésicatoire à l'épigastre m'a réussi alors que je n'osais plus revenir aux sangsues.

» Il se manifestait quelquefois des symptômes de fièvres typhoïdes ; je les combattais par les révulsifs externes, l'eau de Seltz et les excitants dans l'apyrexie ; dans le paroxysme, je donnais au contraire les délayants mucilagineux.

» A la fin du mois d'avril j'abandonnai les lavements de ratanhia, que je remplaçai par un lavement gommeux laudanisé ; à cette époque, je donnai aussi aux malades de la glace, et je crois que le sirop d'acide hydrocyanique de M. Magendie m'a été plusieurs fois utile contre les vomissements qui ne cédaient point à toute autre médication.

» Telle est en abrégé la conduite que j'ai suivie pendant le choléra. »

A peu de chose près, le traitement adopté par M. Beauvoisin fut absolument le même que celui de M. Biard ;

je m'abstiens de le détailler pour ne pas répéter ce que je viens d'exposer.

Je dois à M. Caron du Villards les renseignements qui suivent : « Il ne me reste que peu de chose à dire sur le choléra que vous ne sachiez aussi bien que moi ; car tout s'est passé sous vos yeux. A mon arrivée au poste médical, j'avais déjà visité l'Hôtel-Dieu, et dans les divers traitements employés rien n'avait fixé mon choix sur la supériorité de telle ou telle méthode ; la plupart des malades que j'avais vus étaient traités par les excitants, le vin chaud, le rhum, les lavements de ratanhia, les sinapismes et les liniments ammoniacaux. Je débutai aussi de la sorte, mais avant le 5 avril j'étais dégoûté à l'excès de ce traitement ; 1° parce que dans la plupart des cas il n'arrêtait pas les symptômes cholériques ; 2° parce que quand il parvenait à enrayer la maladie, il donnait lieu dans la période de réaction à des symptômes ataxiques, à des congestions vers les grandes cavités, qui enlevaient le malade au moment où l'on pensait qu'il était hors d'affaire.

» Je n'ai pas eu à me louer davantage de la méthode antiphlogistique franche ; toutes les fois que cette méthode a été mise en usage pendant la période algide, je l'ai vue accélérer les symptômes de cyanose et produire des spasmes très-violents ; mais quand le malade n'était affecté que de diarrhée cholérique avec douleur intestinale, ténesme, légère péritonite, les sangsues au siége, associées aux astringents et aux opiacés, produisaient de bons effets.

» Afin de calmer les crampes, j'ordonnais un liniment composé avec : essence de térébenthine, 1 livre ; poudre d'euphorbia-lathyris, 2 onces ; phosphore, de 2 à 4 grains. Ce liniment offrait de grands avantages , tels que d'être promptement fait et d'avoir une action magique. De toutes les médications , celle qui m'a le mieux réussi , celle que j'ai employée sur moi-même ainsi que sur un grand nombre de personnes, c'est la poudre de Dower à haute dose, de 12 à 24 grains toutes les heures. Dans la période de réaction, il a fallu souvent recourir à la saignée générale et locale ; j'ai toujours employé ces moyens avec une excessive précaution, car j'ai vu bien souvent les malades s'en trouver fort mal et tomber dans une faiblesse extrême. Dans plusieurs cas, j'ai vu l'emploi inopportun des émissions sanguines enrayer la réaction, et la cyanose reprendre son cours. »

« Mon traitement dans le choléra, dit M. le docteur Loiseleur-Deslongchamps, a été formé en général de l'association des excitants à l'extérieur, et à l'intérieur des toniques, des astringents, des anti-spasmodiques et des calmants. Dans la période algide, j'ai donné l'éther, le vin de Malaga ; chez trois malades, qui, par le froid général et la couleur bleuâtre de toute l'habitude du corps, joints aux autres symptômes les plus fâcheux, me paraissaient dans un état désespéré, j'ai fait appliquer de larges cataplasmes sinapisés chauds sur les extrémités et la région précordiale ; ce moyen a eu un plein succès ; j'ai obtenu d'abord une prompte réaction, et enfin la guérison ; une autre fois ce traitement a échoué ; cependant, j'ai regretté de ne pas l'avoir employé chez un plus grand nombre de malades.

» La poudre de charbon avait été préconisée contre le vomissement et la diarrhée ; je l'ai donnée quatre à cinq fois sans aucun succès, quoique quelques-uns des cholériques en aient pris pendant trois à quatre jours de suite. J'ai mieux réussi à calmer les vomissements avec une potion dans laquelle, sur six onces de liquide, l'eau distillée de menthe poivrée entrait pour un tiers, l'éther pour un demi-gros à un gros, et le laudanum pour 20 à 40 gouttes ; j'ai vu plusieurs fois cette potion arrêter les vomissements comme par enchantement ; j'ai combattu la diarrhée avec les lavements émollients ou astringents faits avec le laudanum ou une forte décoction de tête de pavot; c'est surtout à l'extrait de ratanhia que j'ai eu le plus souvent recours ; j'ai toujours donné aux malades des boissons froides composées d'une infusion de tilleul, de menthe poivrée ou de camomille romaine. Pour calmer la soif inextinguible de plusieurs cholériques , j'ai souvent employé avec avantage la glace par petits morceaux répétés à de courts intervalles. J'ai combattu les crampes par les sinapismes et les liniments irritants ; je n'ai jamais fait saigner , et n'ai employé les sangsues qu'un petit nombre de fois et seulement quand il y avait beaucoup de chaleur et de fièvre, et je ne me suis jamais aperçu que l'application des sangsues ait causé un grand changement dans l'état de la maladie. »

Ayant adopté l'ordre alphabétique pour exposer les divers traitements suivis par les médecins du poste médical du quartier de l'Hôtel-de-Ville, je devrais peut-être, pour remplir convenablement ma tâche, développer les moyens thérapeutiques auxquels j'ai eu recours pendant l'épidémie ; néanmoins, pour éviter des longueurs et des répétitions continuelles , je dirai que j'ai employé tour à tour, et *la plupart du temps sans succès*, les différentes médications indiquées, soit par les médecins qui avaient déjà acquis quelque expérience dans l'Inde, en Russie, en Allemagne ou en Angleterre, soit en répétant les essais tentés à Paris dans les hôpitaux, et la pratique particulière, je dois toutefois ajouter que dans l'Inde l'opium et ses préparations m'avaient bien certainement réussi , tandis qu'à Paris je n'en ai retiré aucun effet salutaire ; donné à petite dose, dans les cas graves, bien entendu, il restait sans action ; donné au contraire à haute dose, je l'ai vu fréquemment produire le coma, et j'ai dû y renoncer. Je m'arrête ici; j'aurai de nouveau occasion de parler des opiacés lorsque j'établirai un parallèle

entre l'épidémie de choléra du Bengale et celle qui vient
de régner en France.

Voici l'indication rapide des moyens thérapeutiques
employés par M. Fisson. « Quoique le traitement que j'ai
mis en usage, dit ce médecin, soit loin d'être uniforme,
je tâcherai d'indiquer les médicaments dont je me suis
servi le plus souvent.

» Dans le premier degré du choléra-morbus, avant la
période algide, tantôt j'ai employé un traitement *tout
antiphlogistique*, des sangsues à l'épigastre ou à l'anus,
des cataplasmes sur le ventre, des demi-lavements de son,
d'amidon et de guimauve ; différentes boissons toujours
données en petite quantité, comme les décoctions de riz,
d'orge, édulcorées avec le sirop de gomme ou de coing,
la limonade citrique ; tantôt j'ai joint à ces moyens, ou
employé seulement des opiacés , des antispasmodiques ,
de légers excitants, des potions où entraient le laudanum
et l'éther à haute ou faible dose ; des demi-lavements
d'amidon additionnés de laudanum ; des boissons où je
faisais ajouter du sirop diacode, des infusions de tilleul
ou d'oranger, de thé, de menthe ou de mélisse.

» Je n'ai ordonné que des frictions avec une flanelle
imprégnée de laudanum pur.

» Dans le second degré du choléra, marqué par le froid et
la cyanose, j'augmentais la dose du laudanum et de l'éther
dans les potions et dans les lavements ; pour boisson je
donnais , suivant les cas, des infusions concentrées de
thé, de menthe et de mélisse , la décoction de quinquina
et quelques autres décoctions astringentes. Je faisais quelquefois entrer dans mes potions l'extrait de ratanhia ,
l'acétate d'ammoniaque, en même temps que je mettais
en usage une foule de moyens extérieurs destinés à ramener la chaleur et à raviver la circulation.

» Dans le troisième degré, lorsque venaient à disparaître
les symptômes graves du second , je revenais au traite-

ment antiphlogistique ou au moins à un traitement moins excitant, et je tâchais de diriger la réaction : si celle-ci était trop forte, je faisais une petite saignée; plusieurs fois, dans cette période, j'ai vu les malades tomber dans un état de stupeur, de rêvasserie analogue à celui qu'on remarque dans la fièvre typhoïde; alors pour les tirer de cet état j'employais des sangsues derrière les oreilles ou à l'anus, des vésicatoires et des sinapismes aux membres, de l'eau de Seltz ou la décoction de quinquina, et pendant la convalescence je surveillais surtout l'alimentation. »

J'extrais ce qui suit des détails qui m'ont été communiqués par M. Fontan :

« Je faisais prendre en potion aux malades, quand je leur trouvais les symptômes du choléra, la préparation suivante : vin de Madère 4 onces; sirop diacode 1 once et demie; éther sulfurique 15 gouttes : voilà pour la période algide; quand il se manifestait quelque peu de réaction, je mettais une infusion de tilleul à la place du vin de Madère et j'en ôtais l'éther et l'ammoniaque.

» Je ne faisais pas boire les malades si les vomissements étaient intenses; je me contentais de leur mettre une tranche de citron dans la bouche, et je faisais tremper cette tranche dans de l'eau froide rougie édulcorée. Si les vomissements cessaient je donnais à boire au malade ce qui lui était le plus agréable : c'était en général de la limonade avec le sirop de groseille. Pour arrêter la diarrhée, je faisais administrer des lavements avec eau de riz 2 livres; extrait de ratanhia 4 gros; laudanum 20 gouttes, et quelquefois ammoniaque liquide 15 gouttes, à prendre en quatre fois. Pour combattre le froid, je faisais réchauffer avec des tuiles et les frictions suivantes pratiquées avec force : alcool de menthe poivrée, acétate d'ammoniaque de chaque 4 gros, et pour arrêter les crampes, je me suis servi avec avantage d'un liniment composé de 4 gros d'huile camphrée et de 1 once de baume oppodeldoch.

» Dans la période de réaction, je traitais les malades par des saignées locales ou générales , des sinapismes , des bains de pieds ; j'ai employé avec succès deux fois, sur trois que j'en ai fait usage dans des cas désespérés , des vésicatoires le long de la colonne vertébrale.

M. le docteur François fit constamment la médecine des symptômes , de telle sorte qu'en résumant le traitement de M. Gouin , j'indiquerai celui de ce premier médecin.

« Peu partisan , dit M. Gouin , des méthodes comme des mesures exclusives , j'arrivai avec le parti bien arrêté de ne tomber systématiquement dans aucune, de n'avoir recours aux moyens extrêmes qu'après avoir épuisé toute la série des remèdes moins violents, pour peu toutefois qu'ils répondissent aux indications , et sans négliger non plus d'en user si les circonstances venaient à exiger promptitude et énergie. Voici du reste en résumé ce que j'ai mis en pratique : repos , diète, chaleur con - stamment la même, boissons propres à diminuer les sécrétions ; opiacés à l'intérieur et à l'extérieur, rarement des excitants , préférablement des toniques d'une énergie médiocre; épithèmes émollients ou narcotiques. Après avoir éprouvé le peu d'effet des frictions sèches ou laudanisées, rubéfiants pour combattre le crampes et le froid ; lavements anodins, amilacés, laudanisés ou diurétiques; j'aurais employé plus souvent la saignée ou l'ipécacuanha si j'eusse trouvé plus souvent l'occasion d'y recourir ; enfin j'environnai la convalescence de toutes les précautions qui pouvaient éviter une rechute. »

C'est avec le plus vif regret que je me vois forcé d'abréger les renseignements qui m'ont été transmis par MM. les médecins du poste médical, mais ce travail ne devant renfermer que des détails thérapeutiques , j'ai dû me priver d'une foule d'observations judicieuses qu'ils ont bien voulu m'adresser, et que le manque de place seul a pu m'empêcher de publier.

Arrivé un des premiers au bureau de secours, M. Merland employa presqu'exclusivement les excitants et les diffusibles, tant à l'intérieur qu'à l'extérieur, quelquefois les calmants, les narcotiques et les astringents; il ne saurait dire qu'aucune de ces deux méthodes ait eu des succès entre ses mains, car la mort a presque toujours été l'issue de l'une et de l'autre; «néanmoins, ajoute-t-il, je continuai ce traitement pendant quelque temps ; je faisais comme je voyais faire dans les hôpitaux de Paris, n'osant marcher seul dans une route si nouvelle, et m'abandonnant sur la parole des maîtres à un aveugle empirisme; ainsi faisais-je quand parurent les fameuses leçons de M. Broussais. Je ne fus pas d'abord séduit par la théorie de l'auteur; je trouvais que le traitement physiologique ne l'était guère, mais les résultats ne me permettaient pas de réflexions, M. Broussais écrivait qu'il sauvait 36 malades sur 40. Je me trouvai donc sous une influence étrangère qui changea tout à coup la nature de mon traitement; au punch, je substituai la glace; les évacuations sanguines furent presque mes seuls moyens thérapeutiques, mais au lieu de ces succès si vantés, un état adynamique fut toujours la suite, sinon le résultat, de la saignée générale; je crois pourtant avoir remarqué qu'un moyen sûr pour arrêter la diarrhée était une application de sangsues à l'anus, suivie de l'administration de lavements astringents opiacés. Je considère la glace comme conservant un grand avantage sur les boissons froides; celles-ci ne sont pas plus tôt dans l'estomac que leur température s'élève; il n'en est pas ainsi de l'eau à l'état solide, on sait qu'elle reste à 0/0 pendant tout le temps qu'elle met à fondre, elle me paraît donc bien propre à éteindre la soif qui dévore les malades, et à favoriser la réaction; c'est un des agents thérapeutiques sur lequel je n'ai jamais varié, je l'ai toujours administré à mes malades dans la première période ; enfin la saignée, qui me fut souvent funeste quand le pouls était plein et fréquent, me réussit quelquefois dans l'état algide. Deux fois j'ai donné l'ipécacuanha et je me repents de ne l'avoir pas employé plus tôt; ce n'est pourtant pas que je croie que son usage doive être prescrit exclusivement.

«Les premiers cholériques que j'ai été appelé à soigner dans le quartier de l'Hôtel-de-Ville, dit M. Morin, ont tous été traités par la médication excitante que j'avais déjà vue couronnée de quelque succès dans le service de M. Magendie.

» Le vin sucré et canellé pour boisson, l'alcool camphré avec addition d'un quart d'ammoniaque en frictions, tels étaient à peu près les seuls agents thérapeutiques de mes premières prescriptions; les résultats variés que j'obtenais, les phénomènes morbides que provoquait l'administration des excitants alcooliques, tantôt tolérés ou rejetés, tantôt modérant les accidents ou les aggravant, ne tardèrent pas à me convaincre qu'il y avait du danger à généraliser les moyens curatifs, à adopter une méthode spéciale de traitement; j'eus d'ailleurs peu à regretter je l'avoue, l'application exclusive des excitants, car elle fut en mes mains généralement bien insuffisante, sinon funeste. Il est difficile d'indiquer avec précision les moyens auxquels j'eus le plus souvent recours, presque pour chaque malade ils ont été différents ou modifiés.

» Lorsqu'en raison de la prédominance des symptômes dits *de réfrigération, de refoulement*, j'ai cru devoir administrer les excitants, c'est surtout sur leur application extérieure que j'ai insisté; j'enveloppais mes malades à nu dans de grosses couvertures de laine fortement chauffées, je promenais des sinapismes sur les extrémités, le dos et même le ventre, ou bien je faisais frictionner les membres avec des flanelles imbibées d'alcool ammoniacal jusqu'à rubéfaction ; l'administration de ces premiers moyens était secondée par l'usage modéré d'une infusion aromatique quelconque, chaude et sucrée, et l'ingestion plus ou moins rapprochée d'une potion avec l'acétate d'ammoniaque.

» Dans le cas au contraire où j'ai cru devoir en raison de la cessation ou de l'absence de toute période algide, et de la prédominance des accidents phlegmasiques primitifs ou secondaires, en venir aux antiphlogistiques, cela n'a jamais été qu'avec beaucoup de circonspection, surtout parce que j'étais préoccupé de la terminaison typhique que je savais être indiquée comme fréquente par la plupart des auteurs.

» Des saignées générales peu copieuses, l'application fort rare de quelques sangsues, des boissons délayantes simples, ont été la base d'un traitement qui souvent m'a paru impérieusement indiqué.

» Quant aux symptômes plus spécialement, je vais succinctement dire ce qui leur a été opposé :

» Je suis souvent parvenu à calmer les vomissements par l'emploi de la glace en fragments, de l'eau de Seltz, ou de la potion de Rivière ; ce sont les seuls moyens qui m'aient semblé bien efficaces ; quand ils ont été inutiles, je ne me suis pas mieux trouvé des opiacés, de l'acide hydrocyanique médicinal, de la privation plus ou moins soutenue de toute boisson.

J'ai presque constamment employé dans tout le cours de l'épidémie, les demi-lavements avec l'eau de lin ou de guimauve, la gomme adragant et quelques gouttes de laudanum ; dans les cas rares où ils ne diminuaient en rien les dévoiements trop fatigants, je les remplaçais par ceux avec l'extrait de ratanhia, ou la décoction de bistorte.

» Un mélange de baume oppodeldoch et de laudanum calmait ordinairement les crampes qui souvent disparaissaient aussi sous l'influence des frictions excitantes dont j'ai eu occasion de parler déjà.»

La plupart des élèves qui ont fait le service du bureau de secours du quartier de l'Hôtel-de-Ville étaient ou avaient été internes des hôpitaux de Paris. M. Pétaux dont je vais parler était attaché au Val-de-Grâce, et tout-à-fait partisan de la doctrine dite physiologique; ce médecin eut recours assez fréquemment à la saignée et aux sangsues, néanmoins sa manière de faire ne différa pas essentiellement de celle de ses confrères.

M. Pigny, habitant le neuvième arrondissement, fut appelé à donner des soins aux cholériques dès le début de l'épidémie; voici ce qu'il dit : « J'ai alternativement employé les médicaments suivants : pour tisane des infusions de fleur de tilleul, de camomille, d'œillet rouge, de feuilles de capillaire, de thé et d'oranger, des décoctions de racine de ratanhia et de consoude; j'associais aux tisanes des potions composées d'eau distillée de tilleul, de mélisse, de camomille, de fleur d'oranger, de sirop de gomme, diacode et le laudanum; ce dernier médicament était modifié selon la gravité de la maladie, l'âge et le tempérament du malade; jamais moins de 10 gouttes ni plus de 25 pour un véhicule de six onces; je faisais administrer des quarts de lavement avec la décoction de son, de tête de pavot, la dissolution d'amidon, et le laudanum à la dose de 4 à 10 gouttes pour chaque; très-souvent cinq à six lavements arrêtaient les garde-robes. A l'extérieur des applications de sangsues à l'épigastre ou à l'anus; je combattais les crampes avec le liniment volatil camphré. Je faisais prendre des bains entiers de 30 à 40 degrés, et j'enveloppais mes malades de couvertures chauffées sur lesquelles on promenait des bassinoires remplies de braise; ce traitement ne m'ayant pas réussi et le résultat ayant presque toujours été fâcheux, à l'exemple de M. Magendie, je donnai aux cholériques du vin de Madère, de Bordeaux ou du punch, et dans les intervalles de l'eau sucrée avec du sirop de groseille ; mais cette méthode resta également sans succès.

» Quelques personnes avaient des vomissements bilieux, quoique les matières rendues par les garde-robes fussent de même nature que celles des cholériques ; quelques crampes légères aux pieds ; elles furent soumises à la même médication, et il se déclara des gastro-entérites aiguës dont plusieurs moururent, quoiqu'elles fussent combattues par les antiphlogistiques. Je modifiai encore mon traitement ; je donnai de la glace, de l'orangeade sucrée avec du sirop de gomme, des potions adoucissantes, mais je perdis presque toujours mes malades lorsqu'ils étaient cyanosés et froids, et je n'obtins de réaction, et par suite la guérison que chez un petit nombre. »

Pour terminer cette longue énumération des divers traitements auxquels furent soumis les cholériques du quartier de l'Hôtel-de-Ville, je dirai que MM. Renaud et Silly firent la médecine des symptômes, et employèrent tour-à-tour les toniques, les narcotiques, les excitants, et quelquefois les émissions sanguines.

Tel est l'exposé fidèle des différentes méthodes curatives que dix-huit médecins ou élèves en médecine ont mis en pratique pendant l'épidémie de choléra qui a ravagé la capitale ; au premier aspect ces répétitions de traitement paraîtront peut-être longues et fastidieuses, mais comme elles sont l'expression de faits positifs et que de leur réunion doivent découler des conséquences importantes, j'ai pensé que plus le nombre en serait grand plus celles-ci auraient de valeur et approcheraient de la vérité.

Maintenant voici les résultats obtenus par chaque médecin en particulier. (Voyez le tableau).

Relevé des malades visités par MM. les médecins et élèves en medecine du bureau de secours du quartier de l'Hôtel-de-Ville.

NOMS des Médecins.	Total des malades visités.	Cholériques.	Guérisons.	Décès.	PROPORTION.	Diarrhées cholériques.	Guérisons.	Décès.	Non cholériques.	Sans renseignements sur la terminaison de la maladie.	Total égal.
MM. Adet de Roseville.	140	110	44	42	1 sur 2 32/42e	24	21	1	6	26	140
Anthoine.	62	40	28	12	1 sur 3 4/12e	18	13	0	4	5	62
Baratte.	180	80	31	25	1 sur 3 5/25e	57	45	0	43	36	180
Beauvoisin.	42	24	11	8	1 sur 5	10	7	0	8	8	42
Biard.	102	71	24	24	1 sur 2 23/24e	25	25	0	6	17	102
Caron Duvillards.	80	58	32	23	1 sur 2 12/23e	14	11	0	8	6	80
Deslongchamps.	36	30	15	12	1 sur 2 6/12e	6	6	0	0	3	36
Deville.	176	120	55	44	1 sur 2 32/44e	48	40	1	8	28	176
Fisson.	80	42	20	15	1 sur 2 12/15e	21	12	1	17	15	80
Fontan.	108	74	34	29	1 sur 2 16/29e	25	15	0	9	21	108
François.	62	47	23	16	1 sur 2 15/16e	6	3	0	9	11	62
Gouin.	54	28	11	10	1 sur 2 8/10e	14	7	0	12	14	54
Merland.	63	34	9	11	1 sur 3 1/11e	18	14	1	11	8	63
Morin.	118	78	36	33	1 sur 2 12/33e	27	12	6	13	18	118
Péteaux.	104	70	32	28	1 sur 2 14/28e	20	8	0	14	22	104
Pigny.	88	61	23	23	1 sur 2 15/23e	17	14	2	10	16	88
Renaud.	122	69	39	26	1 sur 2 17/26e	31	19	2	22	14	122
Silly.	43	18	10	8	1 sur 2 6/8e	18	5	0	7	13	43
Totaux. . . .	1660	1054	477	389	1 sur 2 276/389e	399	292	14	207	281	1660

Ainsi donc d'après ce relevé qui résume en quelque sorte tout ce que je viens de dire, il résulte que 1 médecin a perdu 1 malade sur 3 ; 3 1 sur 3 et des fractions, 14 1 sur 2 et des fractions ; la perte totale a été de 1 sur 2 276/389ᵉˢ. Cette proportion est exacte pour toute la durée de l'épidémie, depuis les derniers jours du mois de mars jusqu'à la fin du mois de mai. Néanmoins si j'avais présenté la mortalité de huit en huit jours, le chiffre n'aurait pas été le même à beaucoup près, car du 30 mars au 14 avril en comparant le registre des déclarations avec les feuilles de décès, on trouve que la plupart des médecins que je viens de citer perdirent 90 sur 100 des malades qu'ils traitèrent ; d'où il faut conclure, je le répète, que des 1054 individus désignés dans le tableau ci-dessus comme cholériques, 600 au plus furent réellement attaqués de choléra grave.

Maintenant si on examine les différents traitements que chaque médecin a employé, on voit qu'une grande partie de la matière médicale a été mise à contribution ; ici, ce sont les toniques, les astringents, les opiacés ; là les émissions sanguines, les émollients, les révulsifs : tel médecin n'a eu recours qu'aux excitants, tel autre n'a donné que les narcotiques ; tantôt les malades ont été soumis à un traitement systématique, tantôt on leur a administré tour-à-tour des médicaments pris parmi ceux dont les propriétés sont les plus opposées ; toutes les combinaisons, tous les essais furent tentés, et pourtant quelles qu'aient été les méthodes de traitement la mortalité seule n'a point varié.

Croit-on pouvoir attribuer cette mortalité à des influences diverses ? Je dois d'abord me hâter de faire connaître que sur les 1660 individus visités par les médecins du poste médical, 234 furent portés dans les hôpitaux, 155 hommes et 79 femmes, et que sur ce nombre 146 y moururent, 93 hommes et 53 femmes, c'est-à-

dire près des deux tiers; mais les 19/20es de ces malades
étaient déjà mourants et quelquefois morts, lorsqu'ils
arrivaient soit à l'Hôtel-Dieu, soit au Grenier-d'Abondance; ainsi j'ai dû les faire figurer dans le tableau que
je viens de présenter, toutefois j'en ai retiré ceux qui
furent portés aux hôpitaux sans avoir été traités au
préalable dans leur domicile.

Ne faudrait-il pas aussi tenir compte de l'âge, des
professions auxquelles se livraient les personnes qui ont
succombé; des rues, des maisons qu'elles habitaient,
de l'étage, enfin de l'exposition de leur logement?

Dans la statistique du choléra que j'ai publiée, j'ai
démontré qu'on ne pouvait tirer aucunes conséquences
de ces diverses conditions; c'est de trente à cinquante
ans que l'épidémie a fait le plus de victimes dans le
quartier de l'Hôtel-de-Ville, comme partout ailleurs,
mais il ne faut pas perdre de vue que, de tous les âges
de la vie, celui de trente à cinquante compte le plus
d'individus. Quant aux professions, si la mortalité a été
plus grande chez les maçons, ce n'est qu'un résultat de
localité, ceux-ci formant un huitième de la population;
les rues, les maisons, les étages et l'exposition des logements n'ont présenté aucune donnée particulière et sur
laquelle il soit possible d'asseoir un jugement fondé;
ainsi donc, point d'influences que l'on puisse raisonna-
blement signaler comme ayant contribué à la mortalité
dans le quartier de l'Hôtel-de-Ville.

Je crois qu'il est inutile de revenir sur la thérapeutique du choléra ainsi que sur son action; j'aurais sans
doute pu, après avoir exposé chaque traitement, le dis-
cuter et l'analyser en quelque sorte, mais les faits généraux parlent assez haut pour me dispenser d'entrer
dans des détails qui ajouteraient encore à la longueur
de ce mémoire sans présenter un véritable intérêt.

RÉSUMÉ.

Je terminerai la première partie de ce travail par un résumé rapide de ce que je viens d'exposer.

Une épidémie de choléra-morbus comme celle qui a désolé la capitale, ne saurait se juger par l'histoire de cette maladie observée seulement dans une localité; néanmoins comme le neuvième arrondissement se trouvait placé dans des circonstances considérées comme tout-à-fait défavorables, j'ai dû examiner tour-à-tour l'état du quartier de l'Hôtel-de-Ville sous le rapport topographique et les positions diverses des individus qui l'habitent.

Il semblerait, d'après cet examen, que le voisinage de la rivière, les rues étroites et humides, l'encombrement à l'intérieur des habitations, la malpropreté du corps prédisposent au choléra; l'expérience a pourtant fait connaître que dans plusieurs villes la classe aisée de la société avait été plus maltraitée que celle que la misère force à vivre de privations et à être exposée à toutes les intempéries des saisons. De quelle valeur sont alors ces assertions? ce ne sont plus que des faits isolés qui ne sauraient être généralisés.

C'est ainsi que les prévisions de la commission sanitaire s'appliquent plutôt aux individus qu'aux localités; les excès de boisson, les travaux pénibles, une mauvaise nourriture, les affections chroniques des organes, pouvant être rangés au nombre des causes prédisposantes, sous l'influence épidémique bien entendu.

L'apparition brusque du choléra et sa marche irrégulière, n'ont, dans le quartier de l'Hôtel-de-Ville, donné lieu à aucune remarque particulière.

Que dirai-je du mode de propagation de cette maladie? si ce n'est que depuis 17 ans qu'elle parcourt l'Asie et l'Europe, on ne sait encore rien de positif sur la manière dont elle se transmet; toutefois, sa nature contagieuse est aujourd'hui résolue négativement, et ce qui a été observé dans le neuvième arrondissement vient corroborer l'observation la plus générale.

Le but de la médecine étant de guérir, la thérapeutique du choléra a dû être le point de mire des médecins; malheureusement le succès a rarement répondu aux nombreux essais de tous genres qui ont été faits, et il faut avouer avec douleur qu'on n'est pas plus avancé aujourd'hui après avoir épuisé toutes les ressources qu'offre la matière médicale qu'aux premiers temps de l'invasion de l'épidémie, et pourtant, s'il fallait croire au dire de quelques personnes, en suivant leur méthode on arriverait à des résultats merveilleux; n'ai-je pas démontré le contraire en faisant connaître les différents traitements et les résultats obtenus par 18 docteurs en médecine ou élèves, qui la plupart se tenaient au courant de ce qui se faisait dans les hôpitaux, et cherchaient à profiter des moyens que l'on y mettait en pratique?

J'aime à penser qu'il y a eu erreur et non mauvaise foi, et qu'on aura pris les chiffres des guérisons et de la mortalité sur la masse des affections cholériques sans distinction; tandis qu'il ne fallait considérer comme atteints du choléra que les individus présentant les symptômes qui caractérisent réellement cette maladie.

Je ne reviendrai pas sur les influences diverses; elles pourront être appréciées en temps et lieu, et lorsqu'on possédera de nombreux travaux de localités particulières.

Il me resterait encore à tirer d'autres conclusions de l'ensemble des faits que je viens de signaler; c'est ce que je ferai après avoir parlé du choléra tel que je l'ai observé dans l'Inde en 1818.

APERÇU

SUR LE CHOLÉRA ASIATIQUE OBSERVÉ AU BENGALE ET
COMPARÉ A L'ÉPIDÉMIE DE PARIS.

Du choléra asiatique.

Avant le mémoire que j'ai publié en 1819, il n'existait en France aucun travail spécial sur le choléra-morbus
asiatique; quelques auteurs en avaient bien fait mention,
mais d'une manière si laconique et si imparfaite que
c'était encore dans le Voyage aux Indes de Sonnerat qu'il
en était le plus longuement parlé, voici ce qu'il en dit :
« En 1780, il régna dans les environs de Pondichéry un
flux de ventre si violent que les malades mouraient en
moins de vingt-quatre heures ; diverses causes l'occa-
sionaient; les uns en furent affligés pour avoir passé les
nuits et dormi en plein air; d'autres pour avoir mangé
du riz froid avec du *tair* (lait caillé) ; mais la plupart
le furent pour avoir mangé après s'être baignés ou lavés
avec de l'eau froide , ce qui leur causait une indigestion,
un *spasme universel du système nerveux*, suivi de l'a-
tonie et de la mort, si les malades n'étaient promptement
secourus. Cette épidémie arriva pendant que les vents
soufflaient du nord, en décembre, janvier et février ;
quand ils cessèrent la maladie disparut. Elle était caractérisée par un cours de ventre aqueux, accompagné de
vomissements, d'une faiblesse extrême , d'une soif ardente , d'une oppression de poitrine, et d'une *suppres-
ison d'urines*; quelquefois les malades sentaient de vives
douleurs de coliques; ils perdaient souvent connaissance et la parole, ou ils devenaient sourds. Le pouls

était petit, concentré; le seul spécifique que trouva le frère *Duchoisel*, de la mission étrangère, fut la thériaque et la drogue amère; les médecins indiens ne purent sauver un seul malade (1). »

Les Anglais avaient observé le choléra dans l'Inde en 1774, en 1781, en 1782, en 1787 et 1792, mais les descriptions qu'ils nous en ont laissées sont loin de se ressembler et pourraient aussi bien s'appliquer à d'autres affections du canal intestinal; ce n'est donc guère qu'à dater de 1821, qu'on s'est occupé de l'importante maladie qui fait l'objet de ce mémoire.

Avant d'établir une comparaison entre le choléra des Indes et celui de Paris, je commencerai par dire très-sommairement ce que j'ai observé en 1818 à Calcutta; j'indiquerai les divers traitements qui à cette époque furent employés; j'examinerai ensuite les variations qui se sont offertes dans les symptômes de cette maladie, depuis sa première apparition sous la forme épidémique jusqu'en 1830 et particulièrement en 1820 et 21; je parlerai des différentes opinions qui ont tour à tour été émises sur le siége et la nature du choléra par les médecins qui l'ont observé en Asie; enfin des rapprochements ainsi que des oppositions qui naîtront de tous ces faits, je tirerai des conclusions.

De l'épidémie de choléra qui a ravagé Calcutta en 1818.

De même que plusieurs villes de la Grèce se disputaient l'honneur d'avoir donné le jour à Homère, de même dans l'Inde il est une foule de localités qui prétendent avoir éprouvé les premières, les funestes effets du choléra épidémique. Est-il venu de Issore à Calcutta, ou prenant naissance dans la partie sud de la presqu'île

(1) Sonnerat, Voyage aux Indes.

du Gange s'est-il dirigé vers le nord? c'est une question qui sera toujours controversée. Ce que je puis assurer, c'est qu'au mois de mars 1818, pendant mon séjour au cap de Bonne-Espérance, j'appris de M. Brougman que son père, gouverneur de Batavia, y était mort du choléra en 1817; du reste, cette maladie a de tout temps été endémique dans certaines parties des Indes orientales, et ce qu'il y a de plus probable, c'est qu'elle aura régné avec plus d'intensité en 1816 et 1817 dans ces contrées où elle ne s'éteint jamais, et de là se sera propagée dans toute l'Asie.

Quoi qu'il en soit, à mon arrivée à Calcutta au mois de mai 1818, le choléra épidémique y régnait, mais ne sévissait pas encore sur les Européens; on en parlait vaguement et comme d'un danger tout-à-fait éloigné qui n'était à redouter que pour les naturels du pays; on ne savait trop à quoi s'en tenir sur la mortalité, et les médecins anglais exerçant dans cette ville n'avaient aucune idée arrêtée sur la nature d'une maladie en quelque sorte nouvelle pour eux; cependant, au mois de juillet, les cas de choléra se multiplièrent tellement, surtout dans les habitations situées sur le bord occidental du fleuve, qu'en peu de temps je fus à même de traiter fréquemment des malades et de recueillir un assez grand nombre d'observations pour établir les caractères de la maladie ainsi qu'il suit :

Invasion brusque, généralement *sans prodrômes*; la plupart du temps les individus qui en sont attaqués se sentent frappés comme par la foudre; les douleurs à l'épigastre et dans les intestins sont extrêmement violentes, vomissements très fréquents et pourtant pénibles de matières verdâtres mais plus souvent presque noires. Garderobes en nombre à peu près égal aux vomissements et de semblable couleur, principalement au début de la maladie, car peu à peu les déjections deviennent aqueuses, noirâtres, parsemées de quelques flocons blanchâtres. La tête est toujours douloureuse surtout vers la région frontale ou sous orbitaire ; impossibilité de tenir les yeux ouverts. Au rapport des malades, les tranchées sont atroces et il semble qu'on leur déchire les intestins ; ces douleurs commencent presqu'avec les premiers vomissements et souvent ne cessent qu'à la mort ou à la disparition de tous les symptômes graves. Ventre dur, tendu au point qu'on ne peut le presser sans augmenter les souffrances ; envies fréquentes d'uriner sans pouvoir les satisfaire, urines ne coulant qu'en très petites quantités, pouls petit, intermittent, se faisant à peine sentir ; soif ardente, chaleur brûlante à l'intérieur, sueurs froides se répandant sur toute la surface du corps ; membres froids, roides ; taches violettes sur la peau chez quelques individus ; faiblesse, syncopes, délire précédé par des vertiges et des étourdissements ; terminaison de la maladie par la mort ou par la guérison. Par la mort en douze ou vingt heures et quelquefois en deux heures seulement. Le rétablissement des urines, l'élévation du pouls, la cessation des vomissements et des déjections alvines, la diminution de la soif étaient de très bons signes et annonçaient en général le retour à la santé.

Mes idées étant bien arrêtées sur la nature de la maladie qui se présentait à mon observation, je n'hésitai pas à prendre l'opium pour base de mon traitement ; je savais qu'à Londres en 1669 et en 1676, pendant que le choléra y régnait épidémiquement, Sydenham l'avait administré avec le plus grand succès. Plusieurs fois à Paris j'avais été témoin de la réussite prompte et certaine de ce médicament chez des individus attaqués du choléra sporadique ; il n'en fallait pas davantage pour me déterminer à l'employer et c'est ce que je fis à ma grande satisfaction, car tous les Européens que je traitai par ce moyen guérirent : je fus moins heureux chez les

Bengalis, ceux-ci n'ayant très souvent reçu mes soins
que lorsqu'il n'y avait plus de ressources; toutefois je
puis dire que la majeure partie des naturels qui furent
traités par le laudanum dès le début de la maladie
guérirent également.

Sur la fin de mon séjour à Calcutta, croyant remarquer chez la plupart des cholériques un spasme des plus
violents, je prescrivis plusieurs fois l'éther sulfurique seul
ou mêlé au laudanum, et ce médicament, alors que les symptômes étaient peu intenses, me réussit presque constamment; cependant, je le répète, le laudanum à la dose de
3o, 4o ou 6o gouttes, fut presque toujours la base de
mon traitement. Lorsque la diarrhée persistait après la
disparition des signes graves, je faisais prendre de l'eau
de riz et quelque peu de diascordium, et lorsqu'il ne
restait que de la soif j'avais recours aux délayants et principalement à la limonade; enfin dans le cas où la maladie changeait de caractère et passait à un état qu'aujourd'hui j'appellerais typhoïde, j'appliquais des sinapismes, des vésicatoires et donnais le camphre depuis six
grains jusqu'à douze. Voilà ce que je fis à Calcutta du
mois de juillet au mois de septembre 1818; je ne saignai
pas, je ne fis pas d'applications de sangsues parce que
je n'en vis jamais la nécessité, et que le symptôme qui
me parut toujours dominer, ainsi qu'à la plupart des
médecins anglais, fut le spasme du système nerveux.

Ce mouvement circulatoire qui à Paris a constitué
la période de réaction n'a jamais, du moins à ma connaissance, existé dans l'Inde en 1818; sans doute, lorsqu'il y avait amélioration dans l'état des malades par la
cessation des symptômes que je viens d'indiquer plus
haut, il se manifestait de la fièvre, des douleurs de tête,
des étourdissements et des vertiges, mais tout cela se déclarait à un degré tel qu'avec la meilleure volonté du
monde on ne pourrait établir la moindre ressemblance

avec cette turgescence générale que l'on a observée à Paris.

Parlerai-je du traitement des médecins anglais? le choléra régnait à Calcutta depuis plusieurs mois, à leur insu, et lorsqu'il fut décidé que l'hôpital général serait ouvert aux individus atteints de cette maladie, ils hésitèrent long-temps avant de prendre un parti, et firent généralement la médecine expectante. Enfin ils donnèrent le calomel à haute dose et l'eau de tamarin; plus tard, au mois d'août, ils appliquèrent des ventouses à l'épigastre et pratiquèrent quelques saignées; le résultat de cette médication fut que tous les malades ainsi traités moururent; on a cependant imprimé qu'en 1818, dans la capitale du Bengale, les médecins anglais avaient donné l'opium et ses diverses préparations avec succès! tout ce que je puis dire, c'est que lorsque je fis part au docteur Russel des grands avantages que je retirais tous les jours de ce médicament, il me tourna le dos en me traitant d'empoisonneur. Que dire des moyens que les Bengalis employaient pour guérir les cholériques? qu'excepté l'eau en grande quantité qu'ils administraient presque constamment, tout le reste n'était qu'un mélange de jongleries, de pratiques superstitieuses et quelquefois barbares.

On concevra facilement, après ce que je viens d'exposer, que je dus d'autant plus m'en tenir au traitement qui me réussissait lorsqu'il était appliqué à temps, que d'abord je ne pouvais établir un point de comparaison entre telle ou telle méthode curative, les moyens appliqués par les Anglais me paraissant plutôt systématiques que rationnels; qu'il ne me vint point dans la pensée de faire des essais, et qu'enfin, l'état de spasme, les convulsions, les douleurs atroces que les malades éprouvaient, me convainquirent que le choléra-morbus commençait par une forte irritation du système nerveux et particulièrement des nerfs ganglionnaires du canal intestinal.

Ce qui du reste vient à l'appui de mon assertion et prouve que d'autres que moi reçurent à cette époque la même impression, c'est que les Anglais donnèrent à la maladie dont il s'agit ici le nom de choléra spasmodique.

Il ne faut pas oublier non plus que les superstitions religieuses et les préjugés du pays ne me permirent pas de faire des ouvertures de cadavres; que d'ailleurs celles-ci ne m'auraient rien appris, tous les médecins éclairés qui en firent plus tard à Calcutta et à Sagor-Island, en 1820 et 21, n'ayant jamais trouvé des traces d'inflammation à la muqueuse intestinale, ni aucune lésion de quelque importance.

Ainsi, d'après l'observation générale et les résultats particuliers que j'obtins à Calcutta en 1818, je persiste à croire que l'épidémie de choléra qui y régnait était surtout caractérisée par un spasme des plus violents du système nerveux.

Du choléra-morbus dans l'Inde et particulièrement à Calcutta pendant les années 1819, 1820 et 1821.

Les relations que j'avais conservées avec quelques médecins établis à Calcutta, m'ont fourni des renseignements aussi curieux que précis sur les différentes irruptions que le choléra y fit successivement.

Après mon départ de cette ville la mortalité augmenta encore; à un été des plus brûlants succéda un automne avec des pluies continuelles, et ce fut du mois d'octobre à celui de décembre que les décès furent les plus nombreux.

En 1819, le choléra reparut dans la capitale du Bengale, vers la fin du mois de mars avec les mêmes symptômes qu'on avait observés en 1817 et 18; toutefois, au

dire des gens de l'art, les matières vomies ainsi que celles
des garderobes étaient moins verdâtres, et plus parsemées de flocons blanchâtres, mais le spasme nerveux
était toujours très-considérable, ce qui détermina les médecins anglais à administrer le laudanum, soit seul, après
avoir pratiqué une large saignée, soit simultanément avec
le calomel qui continua toujours d'entrer dans leur traitement. En 1820, l'épidémie fit de grands ravages sur
les Européens; déjà, l'année d'auparavant, plusieurs en
avaient été atteints. Ce fut alors que voulant connaître la
nature de cette maladie et les lésions organiques qu'elle
laissait après la mort, les médecins demandèrent et ob-
tinrent du gouverneur la permission de faire des ouvertures de cadavres.

J'éviterai de prendre les preuves des faits que j'avance,
faits qui du reste ne sauraient être mis en doute, dans les
livres anglais qui traitent du choléra, parce qu'on en
compte tout au plus cinq ou six d'originaux et que tous
les autres sont la copie de ceux-ci : je préfère ne dire
que ce que je sais pertinemment, de telle sorte que je
puisse moi-même répondre de mes assertions.

Voici ce que M. Saubolle, médecin à Calcutta, m'écrivait le 22 décembre 1820 : « Je vous remercie, mon cher
monsieur, de l'envoi que vous avez bien voulu me faire
par le navire *le Benoni* de Bordeaux, du mémoire que
vous avez publié sur le choléra-morbus de notre malheureux pays; vous avez décrit les symptômes de cette
maladie avec une vérité frappante, et je regrette bien
que vous ne vous soyez pas plus étendu sur la nature et
les causes d'une épidémie qui commence à sévir sur les
Européens qui résident ici; néanmoins votre diagnostic
serait en défaut aujourd'hui; les matières vomies par les
malades ne sont plus vertes, comme vous l'avez observé
en 1818; elles sont presque blanches et fort séreuses.
Les docteurs anglais concluent que ce changement est

dû à l'action du calomel; je n'en crois rien, et ce qui me rend incrédule, c'est que d'autres changements se sont également manifestés dans les phases diverses d'un mal qu'on est porté ici à considérer comme contagieux; car il faut que vous sachiez que ce n'est pas seulement à Calcutta que le choléra fait des ravages, mais bien dans toute la presqu'île du Gange. On a commencé à faire des ouvertures de cadavres; il ne m'a pas été possible d'y assister jusqu'à présent, de telle sorte que je ne sais que par ouï dire ce qu'on a trouvé; il règne même beaucoup de contradiction dans les rapports qui ont été adressés au gouverneur. Il paraît que quelques médecins ont cru reconnaître des signes internes d'une légère nuance inflammatoire, mais le plus grand nombre est d'avis que la mort est causée par une forte irritation nerveuse qui ne laisse pas de traces sensibles sur les organes.

» On vient d'imprimer à Sérampore une petite brochure que je n'ai pas encore à ma disposition, où les altérations du canal digestif sont considérées comme étant la suite d'un état morbide catarrhal; ce qu'il y a de plus certain, c'est qu'on n'est pas d'accord sur les lésions anatomiques que le choléra-morbus laisse après la mort.

» M. Guitard, que j'ai eu occasion de voir ces jours derniers, a dû vous écrire à ce sujet et vous parler longuement des ouvertures de cadavres que ces messieurs ont faites à Sagor-Island, établissement formé à l'embouchure du fleuve. »

Je donnerai aussi par extrait deux lettres de M. Guitard, qui feront connaître les changements survenus en 1820 et 1821 dans la nature et les formes du choléra, ainsi que les lésions pathologiques observées à Calcutta et à Sagor-Island sur les cadavres des cholériques.

« Vous me demandez, mon cher Deville, de vous parler du choléra-morbus et de vous envoyer même les écrits qui pourraient paraître ici sur ce sujet à la fois nouveau et intéressant. Vous savez que j'ai fort peu vu de cholériques à Calcutta en 1818, étant arrivé dans un moment où l'épidémie avait beaucoup perdu de sa gravité; vous savez aussi, qu'à votre exemple, je donnai le laudanum de Sydenham à doses élevées et souvent répétées; je dois vous dire franchement que je ne suis pas tout à fait d'accord avec ce que vous avancez dans votre mémoire, c'est-à-dire que vous avez presque toujours guéri vos malades lorsque vous les traitiez au début du choléra; je suis bien convaincu que le traitement par les narcotiques vaut infiniment mieux que le tabac du gargouly avec lequel on frictionne les Bengalis, et que les tonnes de calomel que ces messieurs de l'hôpital général font avaler à leurs malades; mais, soit que je l'aie administré trop tard, soit, comme je vous le dirai bientôt, que la maladie commence à changer de nature, je n'en ai pas retiré de si bons effets en 1820 qu'en 1818, et, pour être vrai, je dois même ajouter qu'à cette première époque l'opium ne m'a réussi que sur à peu près la moitié des naturels de ce pays sur qui j'en ai fait usage.

» Des renseignements que je crois certains m'ont appris que depuis le commencement du mois de février de cette année jusqu'au 15 juillet, il est mort du choléra, à Calcutta, deux mille personnes, d'où vous pouvez conclure, d'après ce que vous avez vu ici, que l'épidémie en a moissonné le double, car les rapports officiels ne parlent que des inhumations ou des corps que le feu consume, sans faire mention des cadavres jetés à la rivière, quoique ceux-ci soient les plus nombreux.

» La maladie change de caractère; aux taches violettes succède depuis quelques mois une teinte brune de tout le corps, et particulièrement des cuisses, du dos et de la figure; il est probable aussi que la bile ne joue plus qu'un rôle secondaire dans cette affection, ce qui est d'autant plus fâcheux que plus les matières rendues par l'anus étaient vertes, plus il y avait de chances de succès. Les vomissements sont comme de l'eau blanche sale; les garde-robes sont restées jaunes, mais jamais noirâtres, comme vous et M. *Achard* les avez vues souvent en 1818. Les convulsions existent toujours, mais elles sont partielles et paraissent moins violentes que dans les premiers temps de l'épidémie; quant au traitement, chacun fait ce qui lui passe par la tête, mais en général ce sont les toniques qui l'emportent ou les spiritueux mêlés à l'opium. Depuis un mois on donne beaucoup la drogue amère, dont voici la composition :

» R. aloès soccot.: 1 livre, gumm.. myrrhæ, gumm.. mastichs, gumm. bensœs, de chaque 8 onces. Rad.. calumbæ, croci, angelicæ, rad.. gentianæ, de chaque 4 onces. Brandy (eau-de-vie), 36 livres. Hollands (eau-de-genièvre), 12 livres. Mêlez et conservez pendant 40 jours, puis filtrez. La dose de cette liqueur est d'un gros à une once dans une potion.

» Du reste, je n'en finirais pas si je voulais vous dire tout ce qu'on fait ici, et dans les possessions anglaises en général.

» Pendant les mois d'août et de septembre, j'ai vu faire un grand nombre d'ouvertures de cadavres; voici ce qu'on a presque toujours observé.

» Le cerveau n'a jamais rien présenté de particulier; le système veineux de cet organe contient du sang noir remarquablement plus épais qu'on ne le trouve ordinairement.

» Les poumons et le cœur ont toujours été reconnus être parfaitement sains, et les lésions que l'on y a rencontrées quelquefois n'avaient nullement été causées par le choléra.

» Le foie est plus volumineux que de coutume, cependant on ne saurait affirmer que cette augmentation de volume soit constante.

» L'estomac contient presque toujours une grande quantité de sérosité jaunâtre, quelquefois verte, plus fréquemment jaune.

» L'intestin grêle et le gros intestin renferment également des matières liquides de même nature que celles rendues par les vomissements.

» Une observation qui a été généralement faite, c'est que les membranes de l'estomac et des intestins sont plus épaisses et plus molles que lorsque les malades ont succombé à un autre genre de maladie.

» La vessie est constamment contractée sur elle-même et vide d'urine.

» Les cadavres conservent l'expression de l'anxiété que l'on remarquait dans les traits du visage pendant la vie.

» Pour mon compte, quoique ayant observé de mon mieux, il ne m'a pas été possible de trouver autre chose.

» Sagor-Island, 15 novembre 1820. »

..... « Pour la première fois depuis cinq ans on avait espéré à Calcutta être débarrassé du choléra, mais il y a six semaines qu'il a reparu dans quelques maisons sur les bords de l'Ougly, et aujourd'hui 28 juin il règne en général dans la ville et le long du fleuve depuis le fort William jusqu'à la mer, c'est-à-dire sur un espace de soixante lieues environ. Depuis que je suis à Sagor-Island, je n'ai plus que des données bien incertaines sur ce qui se passe dans la capitale du Bengale. Le gouvernement a ordonné un travail de statistique sur le choléra; il désire connaître la mortalité depuis 1816 jusqu'à ce jour, chose à peu près impossible dans un pays où il n'existe d'état civil que pour les Européens; on ne saurait donc ajouter aucune foi aux documents qui seront publiés par le bureau médical de Calcutta.

» Je vous ai dit dans ma dernière lettre que l'épidémie affectait en quelque sorte chaque année des formes différentes : je maintiens ce que j'ai avancé, et sans vouloir considérer cette maladie comme une inflammation intense du canal intestinal, je crois toutefois qu'il y a plus que de l'irritation nerveuse. Voici ce que j'observe tous les jours dans l'établissement auquel je suis attaché comme médecin (Sagor) : les individus que le choléra attaque ne le sont plus inopinément comme par le passé; ils éprouvent en général des maux de tête, des étourdissements et une grande faiblesse des extrémités; ce malaise dure deux ou trois jours, puis après il se manifeste des coliques et des envies de vomir; le dévoiement ne tarde pas à paraître, ainsi que les vomissements ; ceux-ci sont moins nombreux que les garde-robes; les matières rendues par haut et par bas sont d'un blanc sale tirant sur le gris, et mêlées de flocons blanchâtres de la grosseur d'une lentille; on remarque bien de temps en temps quelques déjections alvines jaunes, mais c'est l'exception, tandis qu'en 1818 et 1819, la couleur jaune ou verte était presque constante. Le corps des cholériques est d'un brun livide, et cela dès le début des symptômes; la peau des pieds et des mains est ridée et perd de sa sensibilité; les convulsions qui régnaient sur toutes les parties du corps, et qui déterminaient cet emprosthotonos dont vous avez parlé, sont aujourd'hui bornées aux extrémités inférieures, et prennent le caractère de crampes, que l'on calme, du reste, assez facilement avec des frictions fortement opiacées. Je ne vous parle pas des autres symptômes du choléra, tels que la soif, le faciès du malade, la cessation de la sécrétion de l'urine, le froid du corps et de l'haleine : ils sont toujours tels que vous les avez observés et décrits; je ne vous parle pas non plus du traitement que chacun imagine, propose ou essaie; néanmoins, depuis 1820, la saignée et les ventouses ne me paraissent pas sans efficacité. Je préfère vous entretenir des ouvertures de cadavres qu'il m'a été permis de faire ici; elles sont au nombre de treize, et voici ce que j'ai ordinairement trouvé :

» Les membres des cadavres sont raides très-peu de temps après la mort; le visage ne perd point l'expression de douleur et d'anxiété qui s'y peint pendant la maladie.

» Quand la peau a passé à la couleur brun-livide, ou lorsqu'elle est parsemée de taches violettes, elle les conserve.

» On trouve généralement dans les sinus des membranes du cerveau et dans les veines qui entourent cet organe du sang noir épais, quelquefois un peu de sérosité dans les ventricules, mais cela n'est pas constant; les deux substances dont l'encéphale est composé ne m'ont jamais présenté rien de particulier.

» Les poumons ne paraissent nullement altérés; ils sont pourtant affaissés sur eux-mêmes et retirés sur les deux côtés de la colonne vertébrale. Les cavités droites du cœur contiennent du sang noir, poisseux.

» Le foie ne m'a rien offert de remarquable. La vésicule contient une grande quantité de bile presque noire.

» L'estomac est distendu par de la sérosité semblable, par la couleur et la consistance, à celle des vomissements. La membrane interne de cet organe m'a souvent paru injectée, ce que je n'avais certainement pas observé en 1820.

» Les intestins contiennent aussi du liquide comme celui qu'on trouve dans l'estomac; tous les vaisseaux qui rampent à leur surface extérieure sont gorgés d'un sang noir, épais et visqueux; il en est de même du système veineux en général de tout l'abdomen; certaines portions du canal intestinal paraissent être le siége d'une congestion très-prononcée, tandis que d'autres sont tout-à-fait blanches. La muqueuse est ordinairement couverte d'une couche d'une matière presque terreuse, laquelle est en suspension dans le fluide que contient le tube digestif.

» La vessie a toujours été trouvée vide d'urine et contractée sur elle-même.

» J'avoue que tel n'était pas l'aspect du péritoine, de l'estomac et des intestins lorsque j'assistai à des ouvertures de cadavres en 1820. L'injection bien manifeste de tous les vaisseaux des viscères abdominaux me porterait à voir dans les lésions dont j'ai été témoin les signes d'une phlegmasie; mais alors comment se rendre compte des accidents qui arrivaient il y a quelques années, alors qu'on n'observait rien de semblable à ce que je viens de vous décrire? En vérité, on s'y perd, et je laisse à de plus habiles que moi à expliquer ce qui me paraît inexplicable. » (Sagor-Island, 28 juin 1821.) (1).

Depuis 1821 jusqu'en 1831, il n'y a pas eu d'année où l'épidémie ne se soit manifestée à Calcutta, et à vrai dire, elle paraît s'y être naturalisée, car elle a été observée même pendant la saison des pluies; toutefois elle se ralentit à certaines époques pour reparaître ensuite avec plus d'intensité.

En 1822 elle a fait plus de victimes qu'à l'ordinaire, et repris la forme que j'appellerai spasmodique, ainsi que les déjections jaunâtres et quelquefois vertes.

En 1823 et 24, on a remarqué à l'ouverture des cadavres une injection considérable des vaisseaux qui rampent à la surface des intestins et du mésentère.

En 1825, il se déclara une récrudescence dans l'Inde

(1) L'auteur de ces deux lettres, M. le docteur Guitard, est mort du choléra au mois de juillet 1821, à Sagor-Island, établissement formé par les Anglais à l'embouchure de l'Ougly.

en général; des populations entières furent détruites, et le résultat des nécropsies faites par les médecins anglais tend à constater que cette année-là on a trouvé plus souvent des traces inflammatoires aux membranes muqueuses de l'estomac et des intestins.

Enfin en 1826, 27, 28, 29, 30 et 31, le choléra s'est presque toujours manifesté à Calcutta, dès le mois de février ou de mars, sévissant à la fois sur les naturels du pays et sur les Européens, et variant presque toujours dans quelques-uns de ses symptômes. Ce sont là des faits qu'il est facile de prouver par les observations recueillies sur les lieux par des médecins qui ont été témoins d'un grand nombre d'irruptions.

Des traitements divers qui, dans l'Inde, ont été employés pour combattre le choléra.

Je ne veux ici qu'indiquer succinctement les différents traitements tour-à-tour proposés dans l'Inde contre le choléra-morbus; il en résultera la preuve qu'en Asie comme en Europe, après bien des essais et des tâtonnements, on ne s'est pas trouvé plus avancé qu'au début de l'épidémie.

Et d'abord, comme il ne m'est nullement démontré que le choléra épidémique fût connu de la génération actuelle des médecins indoustanis, je ne suis point surpris de ne pas leur voir une méthode de traitement arrêtée pour combattre cette maladie. En 1817 et 18, ils donnèrent peu ou point de médicaments; les pratiques religieuses furent les seuls moyens qu'ils employèrent, conjointement cependant avec l'eau administrée en grande abondance. Plus tard ils eurent recours à quelques spiritueux, tels que les teintures de myrrhe, d'aloès, les huiles de castor, de menthe, de cajeput, le camphre, le musc, le safran et la drogue amère. Leur médication,

on le voit, fut toujours prise parmi les excitants et les
toniques, et ils ne modifièrent même que bien peu leur
manière de faire quand les Européens leur firent connaître d'autres genres de traitement. Ceux-ci, surpris
par une épidémie meurtrière, commencèrent par faire
une médecine tout-à-fait systématique, et bientôt après
puisèrent dans les trois règnes de la nature, cherchant
un spécifique contre le terrible fléau qui ravageait l'Asie.
C'est ainsi que, dans l'espace de seize années, on a vu
les médecins anglais employer tour-à-tour l'oxigène, l'é-
lectricité, les bains sous toutes les formes, le phosphore,
le soufre, l'ammoniaque, la soude, le mercure, les purgatifs, les émétiques, les diurétiques, les toniques, les
astringents, les révulsifs, les narcotiques, les anti-spasmodiques, les délayants, les rafraîchissants, et les
émissions sanguines. En vérité, lorsqu'on parcourt les
ouvrages imprimés en Angleterre sur des manuscrits
venus de l'Inde, on croit lire une matière médicale tout
entière.

*Des opinions émises sur le siége et la nature du choléra
asiatique.*

De même que, pour le traitement du choléra, on a
essayé tout ce que la thérapeutique présentait comme
pouvant être mis en pratique, de même aussi l'on a
fouillé l'ensemble des organes du corps humain pour expliquer la nature et le siége de cette maladie. A-t-on été
plus heureux dans ces dernières recherches? Je ne le
pense pas, et la multiplicité des opinions diverses me
paraît le prouver mieux que tous les raisonnements qu'il
serait possible de faire. Voyons toutefois les principales
explications qui ont été données sur cette importante
question.

Considérant l'innervation comme jouant un grand rôle

dans le choléra-morbus, surtout à une époque où l'on ne trouvait aucune altération dans le canal intestinal, on a dit que l'appareil nerveux était exclusivement le siége de cette affection, et partant, on en a fait une névrose.

Néanmoins les matières jaunes, vertes, rendues par les vomissements et les garderobes, non-seulement en 1817 et 18, mais encore en 1822 et 26, annonçant que la bile était secrétée outre mesure, on a pensé que le foie et la vésicule biliaire n'étaient pas étrangers à cette maladie ; le nom de choléra, qui indique sa nature, et les doctrines des anciens, venaient corroborer cette opinion.

La grande quantité de sérosité rendue par les malades ne pouvant être que la suite d'une altération des fonctions du tube digestif, long-temps, et encore aujourd'hui, quelques médecins anglais qui ont exercé dans l'Inde n'ont voulu voir dans le choléra qu'un catarrhe de la muqueuse intestinale.

L'état dans lequel on trouve le sang, soit avant, soit après la mort des cholériques, a fait placer dans ce fluide le principe morbide du choléra.

Enfin, pour faire connaître en quelques mots la plupart des opinions émises sur ce sujet, je dirai que le choléra a tour-à-tour été considéré comme une affection du système cérébro-spinal, une altération de la lymphe, une maladie du pancréas, une asphyxie, une surexcitation des glandes de Peyer, un état pathologique particulier des ganglions semi-lunaires, et surtout une phlegmasie des membranes du tube digestif.

Cette dernière manière d'envisager le choléra mérite d'autant plus que je m'y arrête un instant qu'elle compte beaucoup de partisans. On ne saurait nier que, chez un grand nombre d'individus, le système veineux du canal intestinal ne soit fortement injecté, et qu'on ne rencontre assez souvent des ecchymoses et quelquefois des ulcérations à la membrane interne de l'estomac et de l'intestin grêle.

Est-ce que le sang plus épais, plus visqueux, circule moins librement? ou les vaisseaux capillaires se trouvent-ils engorgés par l'inflammation des tissus, suite d'une forte irritation nerveuse? C'est sur ce raisonnement que se fondent les médecins qui regardent le choléra comme une maladie essentiellement inflammatoire : on ne trouve, disent-ils, aucune lésion importante chez les personnes qui succombent promptement, parce que l'irritation nerveuse portée au plus haut degré a causé la mort; mais généralement, lorsque la maladie se prolonge quelques jours, l'afflux du sang dans les tissus laisse toujours assez de traces pour que l'on puisse constater une véritable inflammation.

Ainsi, d'après cette manière d'argumenter, les lésions cadavériques ne sont pas constamment les mêmes, la phlogose n'est plus que secondaire, et ne saurait être considérée comme ayant fait périr la malade, puisque l'irritation nerveuse seule suffit pour opérer le même résultat.

Tel est l'aperçu rapide des doctrines diverses professées à l'égard de la nature et du siége du choléra épidémique.

Toutefois on ferait plusieurs volumes si on voulait relater tout ce qui a été dit sur le traitement de cette maladie et les organes qu'elle affecte, alors même qu'on se bornerait à l'étudier seulement en Asie; mais que serait-ce donc si on suivait le choléra en Russie, en Pologne, en France et en Angleterre? Aussi ce travail présentait une grande difficulté, celle de ne pas être trop long en écrivant sur un sujet déjà tant de fois traité, et d'exposer néanmoins les caractères de cette maladie, qu'il était nécessaire de faire connaître pour arriver aux conclusions que je désire présenter.

Du choléra du Bengale comparé à l'épidémie de Paris.

Lorsque le choléra fit sa première apparition à Calcutta, on voulut savoir d'où il venait, et à quelle cause
on pouvait l'attribuer ; il fut long-temps question de la
direction des vents, et surtout de la mousson de sud-
ouest, avec laquelle paraissait revenir l'épidémie. L'été
de 1817 ayant été pluvieux, on pensa que c'était là la
cause de la maladie. Celui de 1818 fut au contraire brûlant, et moi-même le premier, je me persuadai que cette
grande chaleur n'était pas sans influence sur la mortalité
qui, cette année-là, fut très-considérable. Enfin le choléra ayant reparu par toutes les températures et par tous
les vents, il était naturel de croire que les vents, la
pluie, le froid et le chaud n'y étaient pour rien. Telle
n'est cependant pas mon opinion, et je regrette qu'il
n'entre pas dans le plan de ce travail d'y insérer des documents que je possède, et qui me paraissent prouver
qu'aux îles de la Sonde, dans les détroits de Banca et
de Gaspar, à Java, sur les côtes de Golconde, d'Orixa,
de Coromandel, et sur plusieurs points du golfe du Bengale, le choléra s'est déclaré lorsqu'il a régné des vents
venant de la direction où l'épidémie faisait des ravages.

Dans l'Inde on est généralement d'accord que le choléra s'était manifesté à Jessore, qui est situé à l'est de
Calcutta, avant de s'être montré dans cette dernière
ville, et que ce fut après un fort coup de vent d'est qu'il
y parut pour la première fois. Ne pourrait-on pas faire
ce rapprochement que le choléra régnait en Angleterre
depuis quelque temps lorsqu'il se déclara à Paris après
un coup de vent de nord-ouest qui dura plusieurs jours?

On a vu qu'en 1817 et 1818, à Calcutta, les garde-
robes et les matières vomies étaient toujours jaunes,
vertes, et quelquefois noirâtres ; à Paris, au contraire,

on a bien observé quelques cas où la sérosité rendue par les cholériques était jaune, mais cette remarque n'a été faite que bien rarement, et généralement les selles et les vomissements ont présenté un fluide blanchâtre, mêlé de flocons de même couleur. Il est vrai que plus tard, en 1820 et 21, dans l'Inde, les déjections alvines ont tout-à-fait changé d'aspect, et ont passé du vert au jaune, puis au blanc. Toutefois je crois qu'il est très-important d'insister sur cette différence de couleur des évacuations, différence qui, du reste, a été signalée par tous les médecins qui ont été à même d'observer au Bengale à cette époque.

A Calcutta, chez la plupart des cholériques il existait du délire; à Paris, ce symptôme n'a été remarqué que sur un petit nombre d'individus.

La langue, qui, dans notre choléra, était plate, blanche et froide, était sèche et presque livide dans l'Inde, et l'extinction de la voix est aussi un signe dont il n'a pas été parlé avant 1820 ou 1821.

Le spasme général qui s'emparait des malheureux que l'épidémie frappait, et qui a fait donner au choléra l'épithète de *spasmodique*, ne s'est nullement présenté en France sous les mêmes formes, et quoique les crampes dans les pieds, les jambes, les cuisses et les avant-bras ne soient pas éloignées des convulsions que l'on a observées pendant plusieurs années, non-seulement à Calcutta, mais dans une grande partie des possessions anglaises, toujours est-il cependant qu'il existe encore ici une différence notable entre le choléra de Paris et celui du Bengale.

Le défaut de contractilité de la peau est une chose trop remarquable pour avoir été oublié s'il s'était manifesté dans les premiers temps de l'épidémie; c'est pourtant un signe qui, à Paris, a rarement manqué.

Mais le symptôme le plus important, celui qui, pour

beaucoup de médecins, est considéré comme la cause
de la mort en arrêtant la circulation capillaire, la cyanose telle qu'on l'a généralement vue à Paris, il n'en est
nullement fait mention dans les premières publications
qui ont été faites sur le choléra asiatique, où il n'est
question que de taches violettes.

Quant aux douleurs dans la région épigastrique, elles
ont sans doute existé à Paris ; mais quand je les compare
aux épouvantables souffrances que paraissaient éprouver
les Bengalis, je ne puis plus y trouver de similitude.

Les symptômes qui se sont constamment montrés dans
l'Inde depuis 1819 jusqu'à ce jour, et que l'épidémie de
Paris a reproduits, je pourrais dire, fidèlement, sont :
la suppression de la sécrétion de l'urine, la petitesse du
pouls, la soif, le sentiment de froid, l'anxiété, la respiration lente, peu profonde, enfin le facies cholérique.

Je ne parle pas de quelques autres symptômes qui
tenaient plutôt à l'idiosyncrasie du sujet qu'à la maladie
elle-même.

Quelques médecins, qui ont observé avec soin en
France, et particulièrement à Paris, ont reconnu que,
chez les cholériques, les battements du cœur étaient
simples, et je dois dire que c'est à M. le docteur de Lens le
premier que j'ai entendu faire cette remarque. L'aspect
de la cornée transparente, qui devient opaque, celui de
la sclérotique, que l'on a vue se flétrir, sont encore des
phénomènes que je n'ai pas eu occasion de signaler dans
l'épidémie de Calcutta en 1818 ; mais ce n'est pas une
raison pour qu'ils n'existassent pas, ce n'est peut-être
qu'un défaut d'observation de ma part.

Enfin un rapport que l'on peut établir entre le choléra
du Bengale et celui de France, c'est qu'à Calcutta comme
à Paris, ce sont les classes pauvres qui ont le plus souf-
fert du choléra, et que c'est par elles que la maladie a
commencé ; ce qui peut s'expliquer, jusqu'à un certain

point, par la raison que, dans toutes les grandes villes, la population indigente surpasse de beaucoup celle qui jouit de toutes les aisances de la vie.

Ce n'est guère qu'en 1820 que des ouvertures de cadavres furent faites dans l'Inde; à cette époque on ne trouva rien autre que de-la sérosité dans l'estomac et les intestins. En 1821, on commença à remarquer l'injection de tout le système capillaire, et particulièrement des veines qui rampent à la surface du mésentère et du canal digestif. A Paris, à peu d'exceptions près, les altérations organiques ont toujours été les mêmes depuis le commencement de l'épidémie jusqu'à sa fin.

Dans cette espèce de parallèle entre le choléra du Bengale et celui de Paris, je m'en suis tenu à ce que j'ai vu moi-même et à ce que quelques auteurs originaux et de bonne foi ont également observé ; et si toutes les personnes qui se sont occupées de cette matière en avaient fait autant, la question du choléra ne serait pas restée aussi long-temps embrouillée. Malheureusement, grand nombre de compilations écrites sans discernement n'ont fait que la rendre plus obscure. J'avoue qu'il était difficile de distinguer le vrai du faux, et que l'on ne devait pas éprouver peu d'embarras lorsqu'en consultant les livres anglais, on trouvait dans trois rapports, publiés par des hommes très-recommandables, des assertions tout-à-fait opposées, et qui faisaient de cette affection, selon qu'elle était observée à Calcutta, à Madras ou à Bombay, trois maladies qui différaient essentiellement dans leurs symptômes (1). N'était-il pas plus naturel pourtant de penser que le choléra épidémique était un

(1) Report of the medical, board of Calcutta.

Report of the medical, board of Madras.

Report of medical, board of Bombay.

type dont les formes variaient selon des circonstances qu'il fallait étudier ?

CONCLUSIONS.

De tous les faits que j'ai exposés dans la première et la seconde partie de ce travail, je pense pouvoir tirer logiquement les conclusions suivantes :

Il a de tout temps et dans tous les pays existé une maladie caractérisée principalement par des vomissements et des déjections alvines.

A différentes époques cette affection a régné épidémiquement.

Les médecins de l'antiquité, ceux du moyen-âge et les modernes l'ont connue et désignée sous le nom générique de choléra-morbus. Les descriptions qui nous en restent ne laissent pas de doute à cet égard. Tantôt ce sont les symptômes qui annoncent une irritation nerveuse qui prédominent, tantôt ceux que l'on rencontre dans les phlegmasies des membranes muqueuses ; ici il est fait mention de la suppression des urines, là cette secrétion n'est pas arrêtée, et c'est au contraire le foie et ses annexes qui, dès le début de la maladie, paraissent être les organes affectés. Dans certains cas le sang joue un rôle important, dans d'autres c'est un produit que je désignerai sous le nom de catarrhal. Les résultats cadavériques suivent les signes diagnostiques. Les causes occasionnelles rapportées par les auteurs sont tellement multipliées et diverses, qu'on ne saurait s'y arrêter. Nulle part cette maladie n'est considérée comme contagieuse ; nulle part aussi on n'en trouve une description qui soit identique avec l'épidémie qui, depuis seize ans, ravage l'Asie et l'Europe ; de telle sorte que le choléra-morbus asiatique est une espèce nouvelle, offrant même des variétés suivant qu'on l'observe à des époques ou dans des localités différentes.

Le choléra est endémique dans certaines contrées des Indes ; néanmoins les médecins et les voyageurs qui en ont parlé l'ont décrit diversement, mais jamais avec la série des symptômes qu'on a commencé à lui assigner en 1819.

Dès l'année 1816, le choléra s'est déclaré épidémiquement sur plusieurs points du Bengale en même temps, et a causé une grande mortalité partout où il a rencontré des populations considérables, quel que fût le traitement qu'on lui opposât.

Ce que j'ai rapporté de cette maladie, observée à toutes ses apparitions à Calcutta, prouve d'une manière incontestable qu'elle prend des formes variées sans cesser d'appartenir au même type.

Dans cette ville les altérations des organes après la mort ont toujours paru liées aux symptômes observés pendant la vie.

Une longue expérience a démontré que dans l'Inde la médecine des symptômes avait été préférable à toute autre.

Enfin, ce qui s'est passé dans les hôpitaux, dans les camps, et surtout au sein des grandes cités, ce qui a été reconnu en général par les médecins éclairés et exempts de tout esprit de prévention, c'est que le choléra n'est pas contagieux, selon l'acception qu'on est convenu de donner à ce mot.

En France, et particulièrement à Paris, l'observation a confirmé la vérité des différentes assertions émises relativement à la nature du choléra étudié dans l'Inde.

Chez nous comme au Bengale, c'est avec la médecine symptomatique qu'on est parvenu à obtenir le plus de succès.

A Paris le choléra a presque toujours été précédé de

prodromes , et l'expérience a généralement prouvé qu'en traitant ceux-ci on pouvait souvent arrêter les progrès de la maladie.

Enfin dans la capitale , l'épidémie ayant constamment présenté les mêmes caractères, les investigations faites sur les cadavres n'ont pas varié dans leurs résultats , et n'ont pas offert comme dans l'Inde des changements notables.

Qu'il me soit permis , en terminant ce mémoire , de porter un jugement sur son mérite. Je n'ai pas la prétention d'avoir fait un bon travail. Dans d'autres temps cependant , la question, par son importance , en eût bien valu la peine ; mais aujourd'hui que le monde médical est saturé de choléra , il aurait fallu un bien grand courage pour traiter ce sujet convenablement. J'ai seulement voulu ajouter quelques faits de plus à ceux qui sont déjà dans le domaine de la science, et surtout faire connaître quelques particularités relatives au choléra asiatique. J'aurais peut-être dû entrer dans des considérations d'un ordre plus élevé , mais la crainte d'être trop long m'en a empêché ; je me suis donc borné à l'exposé de ce que j'ai cru indispensable de dire pour appuyer les principales assertions que j'ai avancées, savoir : que le choléramorbus est une maladie qui peut varier dans ses formes selon les temps , les lieux , et probablement les individus.

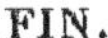

FIN.